戦国武将の健康術

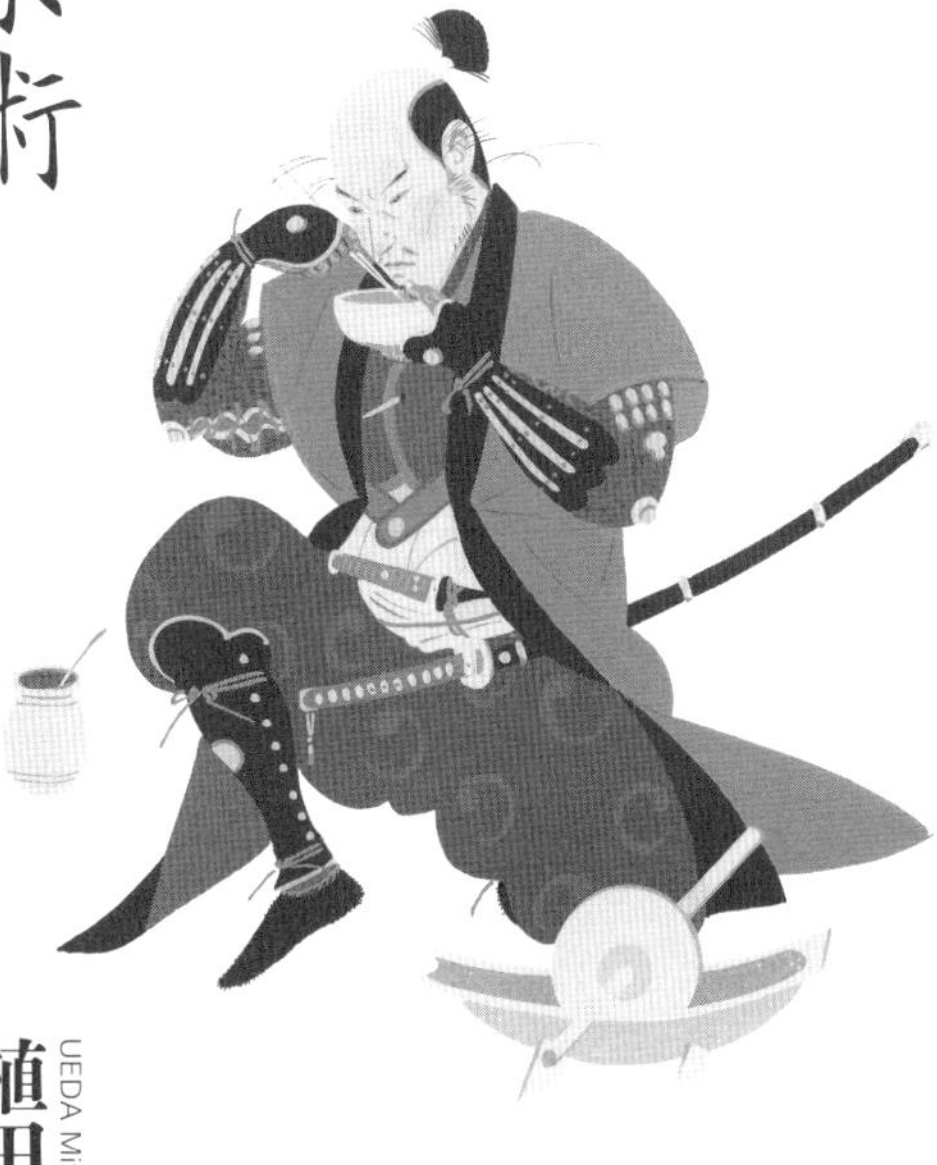

植田美津恵
UEDA Mitsue

ゆいぽおと

はじめに

二〇〇六年に『健康力―戦国武将たちに学ぶ』を刊行して以来、ずいぶん多方面からの反響があり、さらなる執筆や講演の機会を得ることとなりました。

あらためてこの時代の人々への憧れや関心の高さを思い知らされ、驚いています。また、私もより多くの先人の方々の文献や書物に目を通し、それまであまり縁のなかった戦国の時代にいっそう親しむようになりました。

ちょうど、ゲームの影響からか、若い女性たちが戦国武将に興味を持つようになり、「歴女」という新語を耳にすることも増えました。草食系の男子が増えたことが背景にあるのか、彼女たちの戦国武将への想いはこれからもますます熱くなるように思えます。

現在という大地に足を踏ん張りつつ、ふと過去を振り返ってみれば、これまでわかっていなかったことが明らかになるといった「発見」が歴史にはあります。

それに比べ、医療や健康という分野は日々の生活に密着したテーマであり、そのぶん生々しく現実的な一面を持っています。過去へ関心を持つ間もなく、毎日新しい変化、たとえば斬新な技術や新薬などにまつわる情報に追われる傾向が強くあります。

歴史と健康、一見何の脈絡もないこのふたつのテーマの接点を模索していくことは、思いがげず私のライフワークとなり、戦国に限らず江戸時代や明治時代、あるいは逆に遥か昔の古代にまで興味を広げて調査研究を続ける姿勢につながりました。

健康を求める気持ちや執着は、相変わらず深く人々に根ざしており、だからこそ、戦国武将というテレビやゲームやコミックでしか知らない偉大な人物たちを襲った病や死に際にも、心ひかれるのかもしれません。

現在、日本では毎年一〇〇万人以上の命が病気や事故で失われています。戦国時代とは比べものにならないほど寿命は延びたものの（資料編図1）、いつも何がしかの不安や漠然としたモヤモヤ感に包まれているのが現実です。

日本の死因のトップは変わらず「がん」、つまり悪性新生物が三〇パーセントを占め（資料編図2）、うつ病を背景とした自殺者は年間三万人を超えており、生活習慣病の低年齢化が進み、食生活の乱れはもはや救いようのないところまで来ています。

少子高齢化社会といわれて久しく、ただ長生きをすればそれがイコール幸せではないことに、皆が気づいてしまいました。

一方で、ほとんどの人々の生と死の場所である「病院」は、経営難にあえぎ、倒産や閉鎖も珍しくなくなり、産科と小児科は減り続け、医師も看護師も慢性不足の状態が続いています。院内感染や手術中のミスなどの医療事故も減ることがなく、救急の受け入れはどこも混雑していて、いったい病気とどう付き合っていけばいいのか、私たちはどこへいくのか、誰もきちんとした答えを持ってはいないのです。

そのようななかで、今回ふたたび「戦国武将」の健康を考えることに挑戦したいと思います。『健康力』で紹介した様々なエピソードに筆を加え、新たな人物を登場させ、違った視点でこの魅力ある時代の健康について自由に、かつ楽しく語り合いたいと思っています。

また、新たにそれぞれの武将たちの「辞世の句」と伝えられる歌や詩を紹介したいと考えています。

私は機会あるごとに、「辞世の句を作りましょう」と誘い水をかけています。それは、句を作る喜びを得るためというより、あまりに死が遠く非日常のものとして隠れてしまった現代に、一石を投じる気持ちを強く持っているからです。

いくら健康を追求しても、必ずや人は死を迎えます。それなのに身内の死にさえ接したことがないという若者も増え、死はますます遠くへ追いやられてしまったように見えてしかたありません。

健康であることは素晴らしいですが、では病気や死は悪いことなのでしょうか。

健康を願うあまり、病気に苦しむ人への慈しみの心まで忘れているのではないでしょうか。

誰にでも平等に訪れる病と死、その事実を忘れないために、まず五十歳になったら「辞世の句」を作ってみる。十年経ったら作り直す、二十年経ったら再度作ってみる。

そんな風にして、それまでの人生に感謝をし、生は限りあるものだからこそ自分らしい健康を追い求めるのだという意識を抱いてほしいと思っているのです。

願わくば、誇り高く死んでいった武将たちのように、自分なりに納得してその瞬間を迎えたい、そんな思いで武将たちの「辞世の句」を、彼らの美学と人生の終焉を垣間見るような気持ちでなぞらえてみたいと考えています。

戦国武将の健康術　もくじ

日野富子

織田信長

明智光秀

装画　西のぼる
装丁　三矢千穂

北条早雲

一四三二年～一五一九年。戦国時代の幕開けを飾る代表的な武将。後北条家の祖。備中の生まれで伊勢新九郎と名乗る。父親は八代将軍足利義政の申次衆を勤めたといわれ、いわば名門の出である。斎藤道三や松永和久とともに、「戦国の三梟雄」とも呼ばれている。戦上手はいうまでもないが伊豆平定の際、減税と福祉政策に力を入れたことで民の信頼を勝ち得たことへの評価も高い。

早寝早起きは健康法の王道

「戦国時代の梟雄《きょうゆう》」「国盗り」と呼ばれた北条早雲。冷酷残忍なイメージのある早雲ですが、民に優しい名領主としても名高い人です。のちに秀吉から旧北条氏の領地をもらった家康が、「領民がいまだ北条氏を慕ってワシにはなつかない」としばしば愚痴っていたエピソードはよく知られていますが、民と商人を大事にした街づくりの手腕には見事なものがありました。

早雲は、一五一九年、御歳八十八歳で伊豆韮山の城で天寿をまっとうしましたが、視力や聴力も衰えることなく、今でいうところの「老衰死」であったといわれます。

ちなみに戦国時代の最高長寿者は北条幻庵の九十七歳ですが、幻庵は早雲の四男（一説には三男）ですから、厳しい戦国時代を永く生き抜くことができた北条家は、心身ともに頑強な家系だったのかもしれません。

早雲は、小田原に居城を構えたころに家訓を残しており、「早雲寺殿二十一か条」といわれています。これは、北条家武士として守るべき日常の作法や心得を細かく説いたものですが、このなかにはおのずと早雲の健康づくりに通じる項目がいくつかあります。

第一条は「仏神を信じ申すべき事」から始まります。

現代医療には、なぜか宗教の色が抜けてしまっています。しかし、深刻な病を宣告されたとき、程度の差はあれほとんどの人は神頼みに走ります。専門職の確立がなかった時代には宗教と医療は密接な関係で、僧が医者の役割を兼ねてもいたのです。

第二・第三条には「午前四時には起き、六時には城に出仕（出勤）せよ。夜は午後六時に閉じまり（戸締まり）をし、八時には床に入ること」とあります。つまり、早寝早起きを奨励しているのです。睡眠時間はざっと八時間、十分な睡眠、休息を重んじ、規則正しい生活を何より尊重していた様子がうかがえます。

なぜ早寝早起きが健康にいいのでしょうか。

「睡眠」は「栄養」と「運動」に並ぶ三大健康要素です。いずれも大切ではありますが、この三つのなかから選べといわれたら、私は迷うことなく「睡眠」を選びます。最近の研究では、不規則で満足感のない睡眠は、前立腺がんや乳がんなどホルモン由来のがんのリスクファクターになること、夜更かしは食欲を刺激するたんぱく質の分泌を促し肥満体質を作ること、などが知られています。また、太陽のもとで散歩や軽い運動をする習慣は、脳内物質セロトニンの分泌に関与し、うつ病や不眠の予防になるともいわれます。

この家訓の第四条には、「不可申虚言事」とあります。つまり人に対し嘘をつくなという意味です。嘘も健康に関係があるのでしょうか？　ずばり！あるのです。

一九二一年、アメリカの大学で、嘘をつくと血圧が上昇する関係性が着目されました。これが「嘘発見器」の元祖と伝えられます。血圧だけではなく、嘘による心理的負荷によって発汗が促され、呼吸や心拍が上昇し、人によっては血糖値も変動します。「嘘も方便」といいますが、それを超えた嘘は健康にとってもレッドカードとなるのです。

乗馬で腰痛予防

「早雲寺殿二十一か条」は北条家の家訓であり、武士の心得を説いたものです。早寝早起き、仏神を信じることを推奨したほか、暇があれば少しでも書物に親しむこと、歌をたしなむこと、他人と親しくしても揉め事を起こさないことなどなど、肝に銘じるべき心得から日常生活の細々とした事項にいたるまでが示されています。

北条早雲の若いころの経歴は明らかではありませんが、名門の出でありながら放浪時代が長く、苦労人であったことがうかがえます。だからこそ民への気配りも人並み以上であり、彼の性格やきめ細やかさが「早雲寺殿二十一か条」の随所に表れているのでしょう。

二十一か条のなかに、乗馬の基礎をしっかりと身につけよ、との教えがあります。日本人には馴染みの薄い乗馬ですが、これこそ有酸素運動としてダイエットにも最適なスポーツのひとつです。

まず馬に乗ることでおのずと背中の筋肉がすっと伸びます。体を支えるものは手綱と下半身力しかありませんから、自然と太ももに力が入ります。したがって、背筋や腹筋の強化につながり腰痛防止にも効果があります。馬を速く走らせる必要はありません。ゆっくりでいいのです。

腰痛と聞いてドッキリの方も多いのでは?

日本人の訴える症状においてもっとも多いのは腰痛です。とくに働き盛りの労働者を対象にした調査では常に腰痛がトップクラスにあります。腰痛と診断されても、その八五パーセントは原因が不明、残り一五パーセントは一応病名がつきますが、決定的な治療となると難しいケースも多いのです。

病名がついた一五パーセントの内訳をみると、椎間板ヘルニアと脊柱狭窄症がそれぞれ五パーセント程度、あとは圧迫骨折やがんの転移によるもの、結石などの内臓疾患などです。

俗にいうぎっくり腰は、腰を構成する組織の不具合によって痛みを生じるのですが、組織のどこがどうなっているのかは検査をしても容易にはわかりません。したがって、「腰椎捻挫」「腰部挫傷」などとはいうものの、原因不明の非特異的腰痛に分類されるのです。

腰痛に悩む職種としてあげられるのが介護や医療に携わる人々です。要介護者や患者の移動は本来複数のスタッフで行うことが理想ですが、人手不足の業界ではなかなかそれもままなりません。各社が開発を進めているロボットの発展は、このような避けられない腰痛持ちにとっても待ち遠しい技術のひとつなのです。

また、非特異的腰痛の要因として心理的なストレスもあがっています。自分では気づかないうちに忍び寄るストレス、まさか腰痛とストレスが深い関係にあるなんてなかなか思いつかないために、つい我慢したり放置したりしてますます悪化させてしまうのです。

乗馬は、一五〇～一六〇センチの高さの馬にまたがるのですから、思ったよりも高い位置にわが身を置くことになり、その爽快さや快感は他のスポーツではちょっと味わえません。動物との一体感も体感でき、現代人にとってはストレス解消にも役立つはず、原因がわからない腰痛対策にはぴったりだと思います。

玄米が人気の理由

八十八歳という長寿をまっとうした早雲ですが、その秘訣は食生活にもあったといわれています。

このころの武士たちの食事は一日二回、早雲や他の武士たちは、主食の玄米を一回に二、三合もたいらげていました。健康ブームの現在、玄米は優れた健康食として見直されていますが、いったいどんな栄養素が含まれているのでしょうか。

白米と比較すると、たんぱく質や糖質についてはそれほど差がないのですが、なんといっても玄米にはエネルギーの基となるビタミンBや便秘を防ぐ食物繊維が白米の三、四倍も豊富です（資料編図3）。食物繊維は今ではファイバーと呼ばれ、ドリンク剤としても売り出されています。

昔から日本人が親しんできた「和食」には、食物繊維が豊富に含まれていました。しかし、食生活の習慣が大きく変化し、いろいろな食材が手に入るようになったことで、日本人が食物繊維を摂る量はめっきり減ってしまったのです。食物繊維は心筋梗塞や糖尿病のリスクを低下させることから、心臓病の多い欧米で、玄米を中心とした和食に人気が集まるのももっともな話です。また、玄米の外皮は、体内の有害物質を体外に排出してくれるフィチン酸を含有していますから、下手な健康食品に凝るくらいなら、玄米を主食にしたほうがずっと簡単だといえるでしょう。ただし、私たちがさっそく早雲を見習って玄米を主食にしても、体内にうまく栄養素が取り込まれ、その効果が表れるのには一年以上の時間を要しますから、気長に取り組むことが必要です。

健康には最高の玄米ですが、やはり味の点では白米にかないません。武将たちの多くは戦のときだけは玄米から白米に切り替えていましたし、次第に白米が好まれるようになったゆえに、脚気という病気を生みました。のちのち、とくに江戸の人は白米を好んだために脚気が多かったといいます。江戸を離れると脚気が治ったことから、脚気は「江戸わずらい」と呼ばれていました。この脚気という病気は、原因がわからないまま江戸から明治に時代が移り変わってもたくさんの人々の命を奪うことになります。

脚気を引き起こす原因は米にあるのではないかと考えたのは高木兼寛という明治の日本海軍の軍医です。その仮説に基づき海軍兵士の食事を和食から洋食に切り替えた結果、海軍における脚気は激減したのでした。かたや陸軍の軍医は森鴎外。ドイツ帰りの彼は細菌説を頑固に唱え、陸軍の脚気は増え続けてしまいました。

早雲は梅干しを欠かしたことがありませんでした。疲労回復とエネルギー貯蔵にはクエン酸が強力パワーを持っていますが、梅干し一個にはこのクエン酸が〇・三〜〇・四グラム含まれているのです。北条家が梅干しの効用と腐敗防止作用に目をつけ、軍用として梅干し作りを奨励したのも早雲みずからの梅干し養生法がベースとなっているのでしょう。

昔、日本が貧しかったころの弁当は、玄米にちょこんとのった梅干し、日の丸弁当と呼ばれたシンプルなものでした。一見質素ではありますが、それだけでそこその栄養は摂れていたことになりますから、たいしたものだと妙に感心してしまいます。

カツオもカツオ節もおすすめ

戦国時代には「勝つ」という音のゴロ合わせが重んじられ、カツオを食する習慣が定着しました。

それ以前、平安時代の貴族たちは白身魚を好んで食べており、カツオは下魚とみなされ、口にされることはなかったといわれます。しかし、京都風の、淡白で低カロリーな食事ではいざという戦のときに力が出ません。そこで武士たちは、鎌倉などの関東地方でとれるカツオを中心に高カロリーの食文化を作り上げ、また縁起ものとしてもカツオを重宝するようになったのです。

さてこのカツオ、どんな栄養素を含んでいるのでしょうか（資料編図4）。

まず、ひところ盛んに奨励された「ＤＨＡ」の豊富な魚として知られています。ＤＨＡは、魚肉脂質の一種で、カツオの目の裏側にある眼窩脂肪に多く含まれています。記憶力や学習能力を助けることから、ＤＨＡを摂ると頭が良くなるとしきりに喧伝されました。

また、脳の血栓や腫瘍を予防し、コレステロールを下げる働きを持ち、目の病気や疲れにも効き目があるといわれます。

さらに、滋養強壮作用やカルシウムの吸収を助けるビタミンＤも豊富です。日本人は全体的にカルシウムが不足がちですから、カルシウムをうまく取り入れるためにもビタミンＤは欠かせません。

新鮮なカツオの見分け方としては、何といってもその色が決め手です。身の色も大事ですが、とくにエラの部分が鮮やかな朱色をしており、ぬめりのないことを確かめましょう。そして触った感触がざらざらしていることも新鮮なカツオの持ち味です。

北条早雲一族は、とくにカツオを重んじたといわれます。それは、一五三七年小田原でカツオ釣りを見物していた早雲の子・北条氏綱の軍船に、カツオが威勢よく飛び込んできたことに由来します。氏綱は、それを北条家の発展の予兆ととらえ、出陣の際には必ずカツオを振る舞ったそうです。「戦に勝つ」――。カツオはエネルギーを与えただけでなく、出陣の士気を鼓舞する役割をも果たしたのです。

カツオそのものもさることながら、この時代におけるカツオ節の重宝ぶりも特記すべき事柄かもしれません。現代でもカツオ節を出汁に使うように、カツオ節のうま味エキスには武将たちも注目していたようでした。戦が長丁場になったときにはカツオ節が一本あれば、それを齧り空腹を紛らわすことができました。おのずとパワーとやる気が倍増することから、武士ひとりにつき一本のカツオ節を持参することが推奨されてもいたのです。

確かに、カツオ節に含まれるイノシン酸は全身の細胞を活性化させ、ペプチドという物質は疲労回復と集中力アップに貢献します。

魚のままのカツオとカツオ節を比較すると、カツオ節のほうがたんぱく質やミネラルが豊富に含まれています。とくに、リン、鉄、マグネシウム、亜鉛などはカツオの三倍もの含有量です。いずれも「勝つ」には違いはなく、どんな形になったとして、カツオは北条家だけでなく、戦う武士たちにとって欠かせない食材だったようです。

体験から得た薬草の知識

北条早雲が八十八歳という長寿をまっとうしたことは最初に紹介したとおりですが、その後も北条家は、氏綱、氏家、氏康、氏政、氏直の五代にわたる約百年の間、関東を制覇していました。ちなみに戦国時代の最高長寿者・北条幻庵（長綱）は、早雲の子、つまり氏綱の弟にあたります。

早雲が小笠原政清の娘・南陽院殿と結婚したのは五十歳を過ぎてからのこと、五十五歳で長男氏綱が誕生し、二年後に次男が生まれ、幻庵をもうけたのは早雲が六十一歳のときでした。小田原城主大森藤頼をだまし討ちにし、小田原城を手に入れた一四九五年にはすでに六十四歳になっていましたから、子作りにしろ出世にしろ何とも遅咲きの人生だったわけです。

子作りや女性との関係が盛んなことと健康法とはちょっとそぐわない気もしますが、当時の性に関する価値観は、今とはずいぶん違っていたようです。この時代、性にまつわることも武士の健康法のひとつとして考えられていました。

早雲が老いてますます盛んであったのはなぜでしょう。もちろん摂生に努めたことも大きな要因でしたが、早雲は民間療法や漢方にかなり通じていたのではないでしょうか。

早雲はじめ北条家の政治・行政手腕には定評がありました。それは、民に温かく、薬業を中心とした商業や商人たちを大事にしたことからきたものでした。早雲は、薬業を小田原城下商店街の核にすることを明言し、そのため京都から宇野藤右衛門定治という人を呼び寄せています。宇野家の前身は中国から博多に流れ着いた渡来人であり、当時中国から大量の漢方を持ち込んでいました。それらが公家のあいだで盛んに使われ、その評判が早雲の耳に入ったのです。漢方のなかには、当然精力を高める媚薬も含まれていたことでしょう。

小田原に行くと、「ういろう」なる文字が目に入ります。お茶菓子として知られる「ういろう」は名古屋や山口にも同じ名で存在しています。ところが小田原にはもうひとつの「ういろう」があり、こちらはれっきとした薬。宇野家が中国から持参した漢方薬のひとつです。このころの薬はいわば万能薬であり、身分の高い人の手にしか入りませんでした。その名のとおりあらゆる病に効くとの評判が立ち、江戸時代になってもなお人々に重宝されました。みかけは仁丹のようで、数粒口に入れるとたちどころに元気になるとか。きっとこの種の薬は中国から、あるいは日本の薬草から、試行錯誤のなかで本当に良いものが残っていったのでしょう。

早雲は、全国を旅する生活を送っていたころに、けがや病気がある種の薬草で治ることを経験から見出していきます。薬を商業の中心にしようとしたとは、その先見の明には驚くべきものがありますが、早雲みずからあれこれと試し、その結果として健康的で活発な性生活も可能だったのだという気がしてなりません。

箱根湯本の早川にかかる朝日橋には、早雲が体を休めた湯浴み場が残っています。もしかしたら、温泉に薬草を投じた薬湯をいち早く考案して試していたのかもしれません。

枯るる木に　また花の木を　植え添えて
もとの都に　なしてこそみめ

武田信玄

一五二一年〜一五七三年。甲斐、今の山梨県の生まれ。二十一歳のとき父親である信虎を追放し武田家当主となる。「風林火山」の旗を掲げて戦国最強と呼ばれた武田軍団で戦を勝ち進む。五十二歳のとき、三方が原の合戦で徳川家康を破って天下取りに王手をかけるが、その直後に病状が悪化し京にのぼることなく病死する。

本当はどんな顔？

黒澤明監督による「影武者」という映画がありました。事実、影武者は平将門の時代から登場し、なかには本物以上に活躍した者もあったようです。

北条家の使者がすだれ越しに対面したのが、武田信玄の影武者です。映画も信玄の影武者（実は泥棒）を主人公にした物語で、主役の勝新太郎降板などとかく話題の多い作品でした。

武田信玄の影武者が数人存在したのは事実で、信玄はその遺言により、自分の死後には影武者を立てるよう息子・勝頼に言い渡しました。

また、一五六一年の川中島の戦いでは、信玄の本陣にいきなり上杉謙信が単騎で突入、床几に座ったままの信玄が軍配で謙信の太刀を受け止めたといわれ、その様子を表した銅像も長野市に残っています。しかし、このときの信玄は本物ではなく影武者だったと、当の本人が後に述べているのです。そればかりか実は謙信も影武者であったとの説もあり、今と違い写真やテレビなどがなかったとはいえ、憎き相手の顔さえ覚束ないとは何とも不思議な時代でした。

信玄といえば、もっとも有名な肖像画から、威風堂々とした風貌やがっしりした体格を思い浮かべます。赤ら顔と肥満は、まさに高脂血症のイメージそのもの、いかにも血圧と中性脂肪が高そうで、不健康な中年男性に見えてしまいます。これに糖尿病と喫煙習慣が加わると「死の五重奏」と呼ばれ、生活習慣病の代表格である心筋梗塞や脳梗塞を引き起こしやすくなります。

「死の五重奏」は、近年「メタボリック症候群」と名前を変えました（資料編図5）。腹囲を重視するところから「メタボ体型」ともいいます。腹囲を測定するのは内臓脂肪の溜まり具合をみるため。本来はCTスキャナーで調べるのがベストですが、効率を考えて腹囲で代用しようと試みたのです。内臓脂肪が多い上に、血糖値や血圧や中性脂肪が基準値を超えていれば、いずれは動脈硬化を引き起こし、血栓を作りやすい状況を生み、心臓や脳の大きな血管を詰まらせることもあり得ます。メタボリック症候群は病気ではないものの、病気の予備軍には違いありません。

映画で代役を務め、素晴らしい演技を見せた仲代達矢より、勝新太郎の信玄を望む声が今でも根強いのは、信玄の容貌からくるものなのでしょう。ところが、肖像画についてもその信憑性が疑われており、最近では本当の信玄はもっとほっそりしていた、という話もあります。意外にも、軍師である山本勘助から「情をかけすぎる」としょっちゅう注意をされていたといわれる信玄。父親に嫌われ続けたことが彼の心に深い影を与え、常にどこか孤独な風情であったといいます。自分を鼓舞するために肖像画にもわざと手を加えたのかもしれません。

メタボリック症候群の考え方には異論もあり、ちょっと太めのほうが長生きであるという研究結果も多いのです。それに加え、確かに太鼓腹のほうが貫録があり頼もしくみえるのは否定できません。

沈香でストレス解消

信玄は、ほとんど何でも重臣たちに相談していたといいますが、多くのトップリーダー同様、時に物事や戦略について、ひとりでじっくり考える場も必要としていました。

信玄が、そのような場として活用したのが「トイレ」でした。当時は「閑所《かんじょ》」と呼ばれたその空間をみずから「山」と呼び、用を足しながら書類を読み、物思いにふけり、心の平静を保つ貴重な場所として重宝していました。

トイレといっても、そこには六畳の畳が敷かれ、脇に風呂もあつらえられ、汚水は風呂の溝から縁の下のといを伝って流れるよう設計されていました。長いときには一時間も中に閉じこもっていたといいますから、トイレは信玄にとって極めて快適かつストレス解消の場となったに違いありません。

その際、信玄が消臭に使っていたのが「沈香《ちんこう》」です。この沈香、時代をさかのぼること五九七年、海をわたり淡路島に流れついたという事実が日本書紀に記されています。いわばお香の代表格であり、もとは東アジア諸国の密林に群生する沈丁花科アモラリア属の香木で、さらに最良のものは「伽羅《きゃら》」と呼ばれています。なかでもインドシナ産の沈香は、はじめシャープな香りを放ち、ゆっくり加熱すると次第に甘さが増してくるという優れもので、その効用として、強壮、鎮静、解毒、健胃などがあり、ほとんどの漢方に取り入れられています。また、子どもの「疳の虫」薬はこの沈香が主成分なのです。

香りを活用する伝統医療に「アロマテラピー」があります。日本では、ファッション感覚で普及していますが、フランスでは立派な治療行為です。通常アロマテラピーは嗅覚を利用したリラックス効果を狙ったものですが、フランスでは場合によっては医師の処方に基づき内服することもあります。

精油などの香りを嗅ぐことによって、その情報が脳の旧皮質から視床下部に伝わっていきます。視床下部から全身に信号が送られ、心身の安定やバランスを保つよう機能すると考えられています。アロマテラピーのリラクゼーション効果には確かに科学的な証明があり、たとえば病院内でも不眠気味の患者に対し、安易に睡眠薬を投与する前に、枕元にアロマを添えて心身の鎮静を図る工夫なども進められています。

「人は城、人は石垣、人は堀。情けは味方、仇は敵なり」という有名な格言もトイレの中で生まれ、中国の軍学書「孫子」を読んだのもトイレだったのかもしれません。

また、信玄が、武田家一族以下重臣らに対する心得を細かく定めた「甲州法度之次第」を発案するきっかけとなったのも、おそらくは居心地よいトイレであったと思われます。この定めの策定は、村上義清に戦いを挑んだ一五四八年以前のころにあたりますが、いわゆる「上田原の合戦」と呼ばれるこの戦で、信玄は信頼を寄せていた部下を何人か失くし、心身ともに大きな痛手を負ったのです。

明らかな敗戦で、あまりのショックにしばらく茫然自失だったといわれますが、広々とした閑所にあって、ほのかに漂う気高い香りを放つ沈香は、信玄を静かにいたわるとともに、新たな戦いに挑もうとするこの若き武将を陰ながら支え続けたことでしょう。

ほうとうはパワーアップの源

信玄は、長男の自分ではなく二男の信繁を跡継ぎにしようとした父・信虎を追放した後、武田家をどのように運用し、いかにして重臣や民衆らの支持を得るかを考えました。

戦国の時代、何をするにもまず戦、といったイメージがありますが、優秀な戦国武将たちは、民のこころを把握すること、すなわち「民政」の大切さをよく知っていました。信玄も例外なく、まず民のこころをつかもう、そしてそのためには「川」を治めようと考えます。

川を治める、すなわち「治水」のことです。当時、大雨に襲われるとすぐに氾濫を起こしたのが笛吹川、御勅使《みだい》川、釜無川の三本の川でした。そのなかでも、もっとも大きな被害を引き起こす釜無川の治水工事に着手することで、民心を引き寄せようとしたのです。

当時、人々を襲った災害には飢饉と水害がありました。甲斐は、周囲が高い山に囲まれているだけに大雨が降ると周囲の山の水がいっせいに甲府盆地めがけて流れるので、被害も甚大でした。治水に力を注ぐことは、水田や農耕地の安定的利用につながり、食料増産と民の生活安定に結びつくのでした。

信玄の試みはまんまと当たりました。釜無川の改修工事には、流域の住民のみならず多くの労働者や宿将たちが集まり、信玄の指示に従って働きました。今と違い、クレーンもトラックもないこのころ、いかに多くの人手が必要であったか、ちょっと想像ができません。

新しい国主のもとで働く人々の体力づくりに貢献したのが、甲州名物「ほうとう」です。ほうとうは、平安時代に中国から伝わった麺の一種で、元の名を「こんとん」とも「はんたく」ともいいます。きしめんを太くしたような形をしており、味噌やたくさんの野菜と一緒に煮込むこの地方の代表料理です。

作り方に難しい決まりはなく、入れる野菜も何でもいいのですが、とくにかぼちゃは欠かせませんでした。もともとかぼちゃはアメリカ大陸原産の植物です。現在もっとも多く生産され流通しているのは甘味の強いセイヨウカボチャで、日本にいちはやく輸入されたカボチャとは少し味が違います。

冬至にかぼちゃを食べると中風にかからず長生きをするとの言い伝えがあります。まったく根拠がないわけではなく、確かにカボチャには黄色い色素成分があり、体の酸化を防いでくれますから、細胞の老化や生活習慣病の予防になります。抗酸化作用のあるβカロテンやビタミンEが豊富に含まれ、血行の促進を促し、女性にとっての大敵である冷えや貧血の予防になります。

また、かぼちゃの種には強壮作用があり、コレステロール上昇を抑えるリノール酸が多く、骨の発育をサポートするマルガンや味覚を正常に保つ亜鉛も含み、漢方では「南瓜仁《なんかんじん》」として知られます。

野菜のほか、ほうとうの出汁としてイワナや鮎などの魚を用いてもいました。これではパワーアップせざるを得ないでしょう。治水工事に携わる人々のみならず、このように栄養豊富なほうとうは、武田家の野戦食としても重宝されていたのです。

温泉の活用は現代風

武田信玄といえば、五回にわたって上杉謙信と戦った川中島の合戦があまりに有名。なかでも見どころは、名馬にまたがった謙信が単騎で武田陣に乗り込み、床几に座っていた信玄に愛刀を振り下ろした場面です。信玄はとっさに軍配で受け止めたものの三度の打ち込みで七箇所の傷を負い、そのためこの一騎打ちは「三太刀七太刀」とも呼ばれています。第四次の川中島合戦の主戦場となった長野市の古戦場跡には、そのときの様子を再現した「両将一騎打像」が建てられています。

このときの信玄も、そして謙信さえも影武者だったのでは?という言い伝えがあることは以前にも触れましたが、それどころかこのような一騎打ちはもともとなかった、つまり作り話であるというのが最近の主力説です。

戦国時代を語る数多くの軍記や伝説のなかには、武将の勇敢な様を少々オーバーに粉飾するものもあります。伝え手としては、本来なかったシーンを織り交ぜることによってドラマ性を加味し読む人に大きな感動を与えたかったのでしょうし、それは優れた武将への賞賛でもあるのでしょう。

しかし、このころの武将たちが果敢に戦ったことは事実です。武士たちが刀傷による負傷や落馬に伴う骨折に苦しむこともあったでしょう。そんなときに役立ったのが温泉です。とくに甲斐には温泉が多数存在し、これらは現在でも「信玄の隠し湯」と呼ばれています。温泉の効用については、近年「温泉療法」として注目されていますが、武士たちは温泉が外傷ややけどに効き目があることを肌で知っていたのです。

日本のいたるところに存在する温泉。その歴史は古く、神話にも登場するくらいです。信玄の時代よりはるか昔から、たまたま樵《きこり》や農民や漁師が見出した温泉も無数にあることでしょう。温泉に浸ることで得られる心身の安定から、慢性の病気の回復にもおおいに役立ったと思われますし、医療技術のなかった時代には温泉そのものが信仰の対象になったこともあったのです。古代の温泉を発見した大己貴神《おほあなむちのかみ》と少彦名神《すくなひこなのかみ》を祭神とする温泉神社が各地に建立されたことからも、人々が温泉に求めるものは現在よりうんと神がかりで奥深かったことがわかります。

温泉がより医学的・実用的になるのはやはり武士の時代になってから。温泉を活用することで骨折やけがの治りが早くなるのを武士たちは体感していたのでしょう。

温泉の効用は、代謝機能を高める「浮力の効果」、マッサージに似た「水圧の効果」、自律神経のバランスを維持する「温度の効果」、保温をもたらす「粘性の効果」にまとめられ、リラクゼーションや冷え性予防になるとともに、アトピーなどの湿疹やリウマチ、関節痛などを和らげます。また飲むことで胃炎や胃潰瘍の回復を助けることに役立ちます。

信玄は合戦を予想し、河浦温泉湯屋の造営工事を行ってもいます。さすがに名将の名にふさわしい粋なはからいといえるでしょう。

弥生から現代まで息づく結核

武田信玄は、徳川方の野田城攻略に成功後、甲斐へ戻る途中で死んでしまいます。死因については、持病が再発した病死説と戦のさなかに受けた鉄砲傷による傷病説とがありますが、ほとんどの人は病死説を支持しています。

持病というのは何だったのでしょう。肺結核、肺がん、肝臓病、胃がん、腹膜炎、日本住血吸虫病などの諸説がありますが、なかでも肺結核と胃がんが最有力候補にあがることが多いようです。侍医団長の診断によると、信玄の病は「膈《かく》」とあることから、この膈が何を意味するかで所見が違ってくるのだと考えられます。

膈の位置関係を重視し、胃がんという説をみることもあります。胃がんに代表されるがんにいたっては、恐竜の時代から存在していましたから、信玄が肺結核であっても胃がんであってもどちらも可能性があるわけです。

しかし、直前に徳川軍勢と死闘を繰り広げ勝利を収めていることから、死にいたる経過は急なものであったはずです。とすると、比較的少しずつ悪化していく胃がんのような病態よりも、もともと肺結核があったものが度重なる過労のために合併症を併発し急速な死を招いた、という説が納得しやすいかもしれません。

結核の歴史は古く、人々はすでに弥生時代から結核に悩まされていたといわれます。古代結核菌が大陸から渡来したのちは、たびたび日本で流行ったようですが、もともとの起源についてははっきりしていません。

肺結核は一時国民病といわれ多くの人々の命を奪いましたが、戦後の衛生環境の改善と抗生物質の開発により、ほとんど忘れられるほどに減少しました。しかし、現在でも年に約三万人が発症しており、とくに抵抗力のない高齢者にとってはまだまだ注意が必要な病気です。

また、先進国の中で、日本はずば抜けて結核患者が多く、結核大国という有難くない呼び名もあるほどです。

清潔好きな国民性ゆえか、他の新興感染症、たとえばエイズやSARSなどの感染率はそれほど高くない（SARSにおいては日本における患者発生はゼロ）のに、結核や麻疹《はしか》などの古くからある感染症が増えているのが特徴です。これはあまりに清潔すぎて、免疫のない若者が増えている、とか、菌そのものに耐性ができて抗生物質が効きにくくなっている、などの諸説が考えられます。

少なくとも結核については、近年感染する人も結核で亡くなる人も決して減少傾向にはありません。感染症は過去の病気との間違った思い込みから、結核を正しく診断できる医者もほとんどいないという現状もあり、結核対策はなかなか効果を著していません。

信玄の死因が不明瞭なのは、その遺言によるところが大きいようです。「三年喪を伏せ」、つまり自分の死を三年隠しておけ、というわけで、ここから信玄の影武者にまつわる話が後年の物語として豊富に編み出されたのでしょう。

一五七三年五十三歳の春、志半ばにして信玄の時代は終わりを告げたのでした。

なお三年　我が喪を秘せよ

上杉謙信

一五三〇年〜一五七八年。越後守護代・長尾家の出身。七十回の戦のうち負けたのは二回だけといわれる。ただし戦国武将のなかでは珍しく私利私欲がなく、もっぱら「義」を重んじた。毘沙門天を信仰し酒好きで知られる。正室も側室も持たず跡継ぎも決めずに倒れたため、死後上杉家の家督争いを引き起こす。

おすすめできない酒の飲みかた

登場させておいてすぐ死の話をするのも気が引けますが、謙信は酒の飲みすぎと栄養不良のために脳血管障害（脳卒中）で死亡しました。信玄の死より五年を経た一五七八年、四十九歳の若き軍神は厠で倒れ、意識不明のままあっけなく逝ってしまいます。

謙信の酒好きは有名で、上杉神社には謙信愛用の漆の酒盃や馬上杯が納められています。出陣前には馬上杯で口を湿らせたといわれ、その美しい形や金箔と七宝で彩られた鮮やかな色は、ちょっとほかでは見られません。その大きさたるや格別で、最大で直径十二センチ、高さが六・三センチとどんぶり級の杯も残されています。

謙信は、縁側で自然を眺めながらひとりで酒をたしなむこともあれば、大勢の家臣らととももに飲むこともありました。今でいう二次会、三次会へと宴が続くこともしょっちゅうであったようです。

脳血管障害には大きくわけて「脳梗塞」と「脳出血」があります。脳梗塞は、脳動脈の内腔が狭くなり血流が妨げられることによって起こり、脳出血は脳の血管が破れて脳内に出血する病気です。脳出血は脂肪分などの栄養が不足し血管がもろくなるのが一因です。

脳血管障害は、俗に「脳卒中」といわれます。戦前、栄養不良に陥りがちだった時代には脳出血が多かったのですが、戦後〜一九七〇年にかけて、ファーストフードやファミリーレストランがぞくぞくと登場し、食生活をガラリを変貌させていきます。それに従って、動物性脂肪の摂取量が増え、今では脂肪分過多に基づく脳梗塞が脳卒中全体の七〇パーセントを占めるようになりました（資料編図6）。

酒のつまみはもっぱら梅干しだったという謙信、おそらく栄養の不足による脳出血であったと思われますが、さぞかし血圧も高かったことでしょう。

また、謙信は重度のアルコール依存症だったようです。倒れるずっと前、三十六歳ぐらいからすでに左足が動きにくくなっていましたし、四十一歳を迎えるころには手の震えも激しく、何をするにも時間がかかりました。ときには幻覚もあったといわれます。

本格的な発作の前に起こる「一過性脳虚血発作」という症状があります。これは、発症した神経症状が長くても二十四時間以内に消失するものです。この発作が起きた場合、五年以内に重大な脳血管障害を引き起こす可能性は二〇～四〇パーセントというデータもあります。

謙信も、おそらく致命的な発作以前に、この一過性脳虚血発作を起こしていたのでしょう。

タバコの害に比べ、酒については比較的おおらかなとらえ方をする傾向があります。しかし、喫煙に飲酒が加わると病気の発症率はぐんと高くなりますし、過度の飲酒は精神をもむしばみます。依存症による家庭破壊の悲劇は後を絶ちません。せめてお酒を飲むときには、野菜や魚類を豊富に摂るようにしたいもの。とくに納豆などの大豆類や酢の物を口にしておくと、二日酔いの防止にもなります。

謙信亡き後の上杉家の内紛をみると、地位や財産のある人は、必ず遺言を残すことも併せておすすめしたいと思います。

「短気」は損気

上杉謙信と武田信玄、そして北条氏康（早雲の孫）の三武将の戦法は、信長はじめ他の追随を許さないほど卓越したものでした。三人が長生きであったなら、信長の栄華はあり得なかったという声もあります。

なかでも謙信は、戦において天才的な能力を発揮しました。そのくせ信心深く毘沙門天の教えを一生涯忠実に守り、出陣の際には常に上杉家の軍旗「毘」を先頭に掲げていました。また、戦国武将にしては珍しく、妻も側室も一切取らず、一生独身であったことから、実は謙信は女である、との説まで飛び出すほどでした。

ライバルの信玄や氏康でさえ、謙信を「信義と仁愛に篤い武将」と称えましたし、『名将言行録』という本には「謙信は勇敢、無欲、清浄、廉潔、明敏、器量広く、慈悲深く、少しも隠すことがない」とあり、非の打ち所がないとはまさにこのことです。

こんなエピソードもあります。

一五一九年からはじまった越中の神保氏との戦いの際、神保側は高木左伝という十六歳の若者を刺客として上杉家に送ります。しばらく謙信に仕えその機会を待っていたところ、あるとき謙信から刺客であることなどとうに知っていたことを告げられます。

通常は、この場で殺されてしまうのでしょうが、謙信は「お前を殺すのは簡単だが、刺客となったのはひとえに神保氏のため。その心意気は殊勝であり、罪は許そう。帰って『謙信、術中に陥らず』と告げよ」と言ったそうです。

それを聞いた佐伝はそのまま自死してしまいます。謙信は佐伝の主人に仕える忠誠心の篤さを惜しみ涙を流したと伝えられます。ちょっとできすぎな話のような気もしますが、それほど謙信が義理人情に厚かったということでしょう。

しかし、どんな人間にも短所はあるはず、謙信にだって難点はあったでしょう。そう考え調べてみると、やはりありました。謙信みずから認めていた短所とは、何と「短気」であったことです。

謙信は実は大変な癇癪持ちで、理不尽で残虐な振る舞いをすることがたびたびありました。ムシャクシャして怒りをそこらじゅうにぶちまける悪い癖があったといいます。今でいう「キレル」性分だったようです。

これについては謙信本人も非常に気に病んでいて、「短気を直して健気に生きていきます」と神様に誓う内容の願文が残っています。また、信玄の願文が短く簡潔であるのに比べ、謙信のそれはだらだらとして長く、自分を正当化しようとする意図がうかがえます。

最近では、病気と性格の関係性を調べる研究が進んでいますが、医学的な分類で「タイプA」と呼ばれる性格・行動パターンをもつ人は脳卒中になりやすいという研究報告があります。特徴としては、攻撃的で積極的な猛烈派型で、このタイプは、競争心が強く、たえず時間に追われ、何事も完璧を求める傾向があります。ストレスが溜まりやすく、高血圧や動脈硬化を招きやすいのです。

謙信が脳出血で死亡したのは、大酒飲みであったことに加え、その性格も災いしたのかもしれません。

謙信はベジタリアン？

謙信は、七歳のときに春日山城下にある林泉寺で厳しい修行生活を送ったことをきっかけに、以後ずっと仏法の道を歩んでいきました。武将であり仏僧でもあったことが、魅力的でどこかつかみどころのない謙信の人格形成に大きく影響したものと思われます。

林泉寺の住職から、座禅にはじまり和歌や漢詩、琵琶や笛の習得、そして武術教育を受けることで、独特の才覚を磨くことができました。武将として大事なことを決断すべきときには、独り瞑想にふけることもありました。瞑想は中国の気功にも似て、みずからのエネルギーにより心身の安定を図ることができ、乱世にあっては貴重な修行だったのでしょう。

日常生活の規則も厳しいものがありましたが、謙信は後年、禅の思想を踏まえ、家臣のための生活規範「不識庵中日用修身巻」を示しました。そのなかに「食事調菜、二種を過ぐべからず」という項目があります。これは今でいう「粗食」です。もちろん、謙信自身粗食を守り、肉は口にしなかったといいますから、大変な精神力の持ち主です。

一時「粗食」が生活習慣病予防として話題になったことがありますが、この「粗食」について考えてみましょう。粗食という言葉そのものは粗末な貧しい食事を意味しますが、あくまで現代の飽食時代にあって、ということであり、決して食事内容が貧弱というわけではありません。

栄養士のなかには「粗」ではなく「素食」という文字をあてる人もいます。つまりは、肉など脂肪分の少ない日本の伝統食のことなのです。素食とは何かといえば、旬の食べ物を基準に、穀類＝五、野菜・海草＝三、動物性たんぱく質＝一、二程度の割合で構成された食事のこと、といっていいでしょう。旬の食べ物というのがミソですが、今では年中あらゆるものを手にすることができ、季節感がまったくなくなってしまいました。これは不幸なことかもしれません。

一九七七年に発表された「マクガバンレポート」という、アメリカの食問題を取りあげた研究結果があります。がんや心臓病などによる死亡が増加の一途をたどるなか、アメリカが巨額の予算と七年の月日を費やしてまとめあげたレポートです。このレポートでは、心臓病をはじめとする諸々の慢性病は、肉食中心の誤った食生活がもたらした《食原病》であり、薬では治らない」と断言しています。具体的には高カロリー、高脂肪の食品、つまり肉・乳製品、卵といった動物性食品を減らし、精製しない穀物や野菜、果物を多く摂るように勧告しているのです。

さらに、「理想的なのは元禄時代以前の日本の食事である」とも。元禄時代以前の食事とは、ズバリ「粗食」です。歴史の中にこそ、その理想像はあったということでしょう。

この勧告はアメリカの和食ブームに火をつけました。以後、豆腐が「TOFU」として、あるいは味噌やしょうゆがアメリカのスーパーでも珍しくなくなっていくのです。

粗食を守り酒を愛した謙信は、義理深い類まれな武将であり、また教養人でもあり、どこか神秘的なベールに包まれた武将として女性ファンが絶えることはありません。

四十九年　一睡の夢
一期の栄華　一盃の酒

毛利元就

一四九七年～一五七一年。政略結婚をはじめ、買収、暗殺、策略など武力というより勝つためには手段を選ばなかったために戦国最大の謀略家と呼ばれる。また、四国一帯を支配したことから「西国随一の戦国武将」

酒断ちは一族存続のため

酒豪で知られた上杉謙信とは違い、節酒を守った武将として有名なのが毛利元就です。

毛利元就は、安芸の戦国大名であり西国の覇者と呼ばれる人物です。派手さはありませんが、策士の名にふさわしく、その慎重さやいざというときの大胆さ、果敢な行動については高い評価のある武将のひとりです。

当時中国地方は、大大名である大内氏と尼子氏に支配されており、毛利氏のような国人領主が大名になるためには、想像を絶する緻密さと卓越した能力が求められていました。当然にして、残酷で陰湿な行動を取らざるを得ない場面もしばしばあるのですが、その結果、元就は中国・北九州十三か国を支配するまでに昇りつめたのでした。

元就は、五歳のときに母を、十歳のときに三十三歳の父親を亡くしています。祖父は三十九歳、兄は二十四歳と皆若くして命を落としているのですが、どうやらその原因は酒の飲みすぎにあったようです。責任感の強い元就は、毛利家存続のため二十歳のころにみずから酒を断ち、以後一切口にすることはありませんでした。

武将たちはおおむね酒好きが多かったようで、戦にかかわらずよく酒盛りをしました。「百薬の長」といわれているように、ほどほどの酒は健康に良いというのが今や一般的な考え方です。「ほどほど」というのは、一日に日本酒なら一〜一・五合、ビールなら中瓶一本、ワインであればグラス一、二杯というところでしょうか。そして一週間に二日禁酒日を設けるのがベストといわれます。

日本は、酒やタバコは嗜好品として位置づけられ、比較的大目に見る傾向がありました。ところが、タバコについては、その成分や副流煙の有害性が立証されるにつれ、次第に世間の目は厳しくなり、「百害あって一利なし」とまでいわれるようになってきました。分煙といい、タバコを吸える場所と吸えない場所を分けたり、タクシー内が全面禁煙になったりとタバコ対策は少しずつ進み、二〇一〇年十月には一箱百円以上の大幅値上げが断行されました。

タバコに比べると、アルコールに対する規制はほとんど進んでいませんが、最近は女性がおいしそうにアルコールを飲むＣＭに対し、内容や放映時間を制限しようとする動きが出ていま す。国際的な動向を見ても、今後アルコールについてもこの種の規制は多少進むことが予想されます。タバコもアルコールもともに病的に止められない場合を「依存症」と呼ぶようになり、これは立派な精神疾患の位置づけです。

体内に入ったアルコールを処理する酵素のひとつがアセトアルデヒド脱水素酵素（ＡＬＤＨ）ですが、このＡＬＤＨの働きには人種差、個人差があり、調べてみると日本人には下戸、つまりＡＬＤＨのないタイプが多いことがわかっています。どうやら毛利家一族は、酒の害に侵されやすい家系でありながら、せっせと酒を飲んでいたと思われます。

元就の息子である隆元も、四十一歳のときに宴会で酒を飲んだ後に突然死しています。そのため元就は、孫の輝元に対して、酒の飲み方や酒に飲まれることのないよう細かい戒めの文書を書き残しているのです。

まめな手紙でストレスに勝つ

「酒は小椀一〜二杯にとどめるよう、くれぐれも言い聞かせて欲しい」という厳しい助言の手紙を、孫である輝元の母・尾崎の局にしたためた元就。この書状に見て取れるように、元就は戦国武将にしては珍しく筆まめでした。

子や孫、そして正室ら身内に宛てた元就の手紙は、毛利家文書一五七五通のうち一九三通にものぼります。その内容は小言やら気遣いやらグチやらで、元就の人間性を推し量ることができるものが多く、まるで心情を文字にすることでストレスを発散しているかのようにも見えます。ときには戦いのさなか、戦場から丁寧な手紙を書き送ったこともありました。

ただ、元就の手紙は長いことで有名。三本の矢の逸話の元となった「三子教訓状」はなんと三メートル近くもありました。また内容もくどく、何回も同じことを繰り返すので、もらったほうはうんざりしていたようです。

ただ、そこは親子。長男の隆元は亡くなる少し前に厳島神社に絵馬を奉納しているのですが、そこには「父上が長生きできますように。もし父上に厄さいが及ぶときには自分を身代わりにしてください」と書かれてありました。それを見て元就は号泣したといわれます。手紙のくどさは彼なりの愛情の表明だったのでしょう。

何事も遅咲きだった元就ですが、当時としては結婚も遅く、小倉城城主の二女を妻に迎えたのは元就が二十七歳、妻二十五歳のときでした。

元就は、一五一七年二十一歳のときに初めて戦場にデビューしますが、以後五十三年間に渡って戦い続け、生涯の戦の数はなんと二百二十六回ともいわれます。神経をすり減らす戦の合間に唯一息抜きができたのは、妻である妙玖《みょうきゅう》とともに過ごすひとときであったのでしょう。

妙玖の死後、妻を偲ぶ手紙も残っていますが、それは「こんなとき妙玖が生きていたらなぁ……」とか「ただもうしきりに亡き妻のことばかりが思い出されるのだよ」というもので、いかに妻を大切にし、厚い信頼を寄せていたかがうかがえます。

ところで、現在でも女性の元気のよさには目をみはるものがあります。実際、妻に先立たれた夫の寿命は、妻が生存している夫のそれよりも明らかに短い、というデータが示されています。実例としてみても、妻が亡くなった後の男性陣の落ち込みようは見るに耐えないものがありますが、逆に女性はひとりになっても元気に人生を楽しむ傾向にあるようです。

また、認知症になったとき、最後まで妻の顔を覚えている男性に対し、女性が真っ先に忘れるのは夫の名前だという例も――。

一般的に、女性は男性よりもストレス発散が上手であり、前向きに生きていくことができるたくましさを持っています。これは人間だけでなく他の動物でも同じ傾向があります。したがって男性の場合、妻を大切にし、妻に先立たれないように心がける、といったことも、健康法のひとつとして考えられるでしょう。

雪合戦の意外な効用

毛利元就の子どもたちが小さかったころ、次男である元春と三男である隆景に雪合戦をさせたというエピソードは有名です。

ある日元就は、元春と隆景それぞれに五人の部下をあてがい、雪合戦をするよう命じます。第一回戦は、猪突猛進型の元春が勝ちます。次いで二回戦では、前回と同じ総力戦で臨む元春に対抗し、隆景はまず三人の部下を使って自ら先頭に立って戦います。難局に陥ったと見せかけた上で、脇道に控えさせていた残り二人の部下に不意打ちのようにして攻撃させ、見事勝利となったのでした。

この様子をじっと観察していた元就は、あまり物事を深く考えない元春を、策略が得意とはいえない大名の多い山陰地方の支配者にぴったりと判断しました。一方、謀略家の群がる瀬戸内海地方は、知略に富んだ隆景に治めさせればうまくいくと考えたのです。そのうえで、それぞれを吉川家と小早川家に養子に出したといわれます。

このような言い伝えが、元就の本領が政略結婚と養子縁組にあると評されるゆえんなのでしょう。

ところで、元就自身、高齢になっても雪合戦を楽しみました。足腰が弱ってくると、家来に雪を運ばせ、座敷に座ったまま雪を投げたといいます。考えてみればこの雪合戦、意外にも健康を保持する運動法の役割をしています。

まず、雪を丸める動作により、掌や手指へのほどよい刺激となり頭の活性化につながります。また、軽い雪だまを座敷から庭まで飛ばそうと思うと、肩を大きく回して投げる必要があります。おのずと上腕筋から肩甲骨、背筋にいたる広範囲の筋力を使わねばなりません。加えて、寒い季節に運動をすることは、風邪を引きにくくし、抵抗力をつけます。何より、童心にかえったようで、ストレス解消には最適ではないでしょうか。

冬になると「乾布摩擦」という、乾いたタオルなどで肌をこする健康法が登場します。日本独自のものかと思いきや、意外にもルーツはインド医学・アーユルヴェーダにありました。何千年もの歴史を持つアーユルヴェーダには「長寿の知恵」という意味があるのです。

乾布摩擦は肌を傷めるのでは……といった疑問もあるようですが、小学生から中学生前後の子どもでは、皮膚を直接刺激することで、自律神経のバランスを整え、免疫力を高め、呼吸器疾患の予防につながるといわれて根強い人気があります。寒いときにわざわざ裸になって行うことで、精神的な鍛錬も狙っているのでしょう。

元就も、雪で遊ぶのは最初だけ寒いものの、しばらくすると息が切れず、手足も（寒さで）痛むこともなくなるといっています。

元就は、健康法として雪合戦を楽しんでいたわけではないでしょうが、とかく部屋に閉じこもりがちで、一日テレビやインターネットに興ずるよりはうんと健康的なのは確か。ウツ状態になりやすい冬の日の雪合戦は、遊びながらできる最高のスポーツであったに違いありません。

本物の名医を抱える

毛利元就が、禁酒をはじめ摂生に努め、健康に留意したことはすでに紹介したとおりですが、戦国時代の名医・曲直瀬道三《まなせどうさん》を招聘し、毛利家に仕えるお抱え医師らに対し医術を伝授させたことも、元就の健康維持に役立ったと思われます。

曲直瀬道三はもともとは地侍の息子で、名を堀部正慶といいました。幼少時から寺で漢学を学び、後に明に留学していた医師の田代三喜に入門、朱医学を学び、将軍足利義輝の侍医になります。従来の医術と違い、実証医学的な手法を取り入れたといわれ、現在の西洋医学が基本とする「実践」と「科学性」の重要さをすでに認識していたようです。

道三は、陣中の元就や毛利家の医師らに対し、医術の奥義である「雲陣夜話補遺秘伝」を伝授しました。これは、一〇八の症例と症状、投薬法を著したもので、一種のマニュアル本といえるものでした。また、病気を治療したことで元就から厚い信頼を得た道三は、翌年元就に請われ、養生のポイントを諭します。それによると、「平生に飲食を節すること」や「淫事を慎むこと」などの具体的なアドバイスをするとともに、「賢者は、平静時から自らを悟るが、愚か者は、病気になってはじめてあわてるものだ」ということも述べています。

これは、最近よく耳にする「未病《みびょう》」に通じる考え方といえます。未病とは「未だ病気にはあらず」「病気の一歩手前」と定義される中国医学由来の言葉です。

中国の最古の医学書『黄帝内経《こうていないけい》』に登場しますが、未病を治してこそ聖人であるとも説かれており、これは道三の考え方に通じるものがあります。

日本ではっきりと未病の言葉を目にできるのは貝原益軒の「養生訓」です。一七一二年、儒学者であった益軒は、全八巻にも及ぶ膨大な書を書き上げます。体とこころの健康の秘訣をあらゆる視点から書いたものですが、このとき益軒自身八十三歳の大長寿、これ以上説得力のある書物もないでしょう。

健康に関しては、人は大きくふたつのタイプに分かれます。

すなわち、健康なうちから生活習慣を気遣う者と、ふだんは好き勝手なことをしておいて、いざ病気になってはじめて健康のありがたさを知る者です。道三にいわせれば、後者は「愚か者」ということになります。つまり、ふだんのこころがけや予防が大事であり、病気になってはもう遅いということであり、この点は健康に限らず、戦う武将にしてみれば武士道にもつながる話だというわけです。

とくに、みずから酒を断ったり、くどいほど筆まめであったり、心配性であったり……。そういった元就の性格から、この道三の考え方はすとんと胸に落ちるものがあったに違いありません。

曲直瀬という変わった名字は、「見る限り今の医道の流れは、曲がって不浄になっている。これをまっすぐにしたい」との思いから来たものだといいます。

そんな道三が作った医学専門学校「啓迪院《けいてきいん》」では、いったいどのような教育が行われていたのか、おおいに興味がそそられるところです。

家族に看取られた最期のとき

元就は、一五七一年六月十四日、七十五歳のときに食道がんで亡くなったといわれます。

食道がんの罹患者数は、胃がんのほぼ八分の一で、現在日本では年間約一万人がこの病気で命を落としています。

食道は、長さ二十五センチ、広がったときの直径がおよそ二〜三センチで、胃と直結し食べたものを送り込む役目をします。胃の場合、膜で幾重にも保護されていますが、食道にはがんの浸潤を防ぐ漿膜《しょうまく》が存在しないために、胃がんよりもがんが浸潤しやすく転移を起こしやすい環境にある臓器です。しかも、食道よりもやや離れた、思いがけず遠い部位に転移をする傾向があることから、胃がんが早期発見すれば治るがんといわれるのに対し、食道がんはやっかいながんといわれてきました。

目立った自覚症状はありませんが、がんのために食べたものがつかえる感じ、あるいは違和感などを訴える人が多いようです。「声がおかしい」と人に指摘されたり、胃がんの検査のためにバリウムを飲み、偶然食道のがんが発見されたというケースもあります。

食道がんの発生年齢は六十歳代に集中し、男性は女性の六倍以上といわれますが、それは飲酒と喫煙が発生の引き金となっているからでしょう。元就は、親兄弟の反省から、若いころに飲酒を断ち、もちろんタバコも吸ってはいなかったようです。

このころには、すでにタバコはスペイン人によって紹介され、瞬く間に喫煙習慣が広がった、との記述も残っていますから、その気になれば吸えたはず。しかし、早くからタバコの依存性や健康を損なう点などが知られていたために、元就がタバコに手を出したとは思えません。

もし本当に元就が食道がんだったというなら、その原因はほかのところにあったのでしょうか。

生活習慣が病気の発症のきっかけになるとはいえ、その現れ方は人によって様々です。タバコを吸わなくてもがんになる人もあれば、大酒飲みであっても長く生きる人がいます。予防医学では、病気になりにくい体づくりに励むことを「一次予防」といいます。適度な運動や充実した睡眠なども一次予防ですが、どんなに頑張っても病気になることは避けられません。

確かに、生活習慣をきちんとしている人のほうが重大な病気にはなりにくいのですが、それはあくまで「確率」に過ぎません。個人レベルで考えれば、禁煙も節酒も一〇〇パーセントの保証ではないのです。このあたりが予防医学の難しさであり、本気で生活習慣の改善に取り組めない心理状況を生んでしまうのでしょう。

さて、一生を戦いに費やし、中国の覇者といわれた男・元就は、死の直前「自分はもう長く生きられない。心身ともにくたびれた」と書き残し、三男・小早川隆景や孫の輝元に看取られながら息を引き取ります。他の戦国武将に比べ、どことなく家庭人の風情が濃かった元就にとっては、もっともふさわしい死に方だったといえるのかもしれません。

友を得て　猶ぞうれしき　桜花
昨日にかはる　けふの色香は

日野富子

一四四〇年〜一四九六年。京都生まれ。十六歳で足利義政の正室となる。自分の息子を将軍にしたいがために応仁の乱を引き起こし、その際に敵方にも戦費を融通、結果的に莫大な財産を作ったことで「悪妻」「悪女」と呼ばれる。「尊顔はなはだ美なり」との評判があり、実際美貌の持ち主だったと伝えられている。

男児出産を願う

刀を携えた戦国武将ではありませんが、この時代の女性の活躍ぶりにも注目する必要があるはず。番外編として、応仁の乱のきっかけをつくった日野富子を取り上げたいと思います。

室町幕府八代将軍足利義政に十六歳で嫁入りした富子でしたが、夫・義政はすでに側室との間に子どもをもうけており、また周囲では、姑や側近らが幅を利かせている状態で、富子は最初から孤独であったといわれます。

戦国時代、女性は跡継ぎを産むという重大な役割を担っていました。あきらめかけていたころに、待望の男児（義尚）を出産。富子二十六歳のときのことです。この義尚を将軍にするべく精一杯の策略をめぐらしたあげく、十一年間に及ぶ応仁の乱を引き起こしたことが、富子が悪女と呼ばれるゆえんでしょう。

富子は、義尚出産以前に女児をふたり産んでいますが、どうしても男児が欲しく様々な試みをしたと思われます。「医心方」という日本最古の総合医術誌（九八二年）には「女を転じて男をなす法」という項目が設けられていますし、産科専門書として、これまた最古の「産生類聚抄」（一二二八年以前に編纂）の第二章にも、やはり「女ヲ転ジテ男ト成ス」とあります。これは、仏教を基本として作られたため、仏の慈悲でもって女を男に転じさせるという「変成男子」の考えに基づいていると思われます。おそらく富子も、これらの医書を参考に、何とかして男子を産まねばと焦っていたことでしょう。

遺伝子レベルでは、女性がすべての原型であり、どこかで男性型に変化するのではないかといわれます。しかし、そのような事実が明らかにされても、男女の産み分けができるようになったわけではありません。ひと昔前のように、男児を産むのが歓迎される時代ではないものの、やはり一部には跡継ぎとしての男児を望む声を聞くことがあります。

その願いが高じて、男女産み分けには、実に様々な説が言い伝えられてきました。

たとえば、男児を希望するときには、夫が肉や魚などの酸性食品を、妻が野菜に代表されるアルカリ食品を食べるようにするとか、一週間ほど禁欲して、排卵日当日にＳＥＸをするのが良い、などがあります。

また、男性の下着がブリーフだと女の子、トランクス派は男の子という話もあります。なかには、昼間に太陽の方角を向いてSEXすると女の子、さらに、奇数月に受胎すれば男子で、偶数月だと女子という説も。

いずれももっともらしい理由があるのですが、実際にはあまりあてにはなりません。妊娠や安全な出産は、女性にとって健康上重大な関心ごとでもありますから、富子は、男児出産と安産を願って古い言い伝えに従い、さまざまな薬草を煎じて飲んだといわれます。こんな風景は現代でもあまり変わらない気がしますが、残念ながら、今のところ男女の産み分けに関して絶対に信頼できる方法はないといっていいでしょう。

富子が義尚を身ごもったのは偶然の賜物ですが、これが以後、応仁の乱から戦国へと続く時代をつくる出来事となったのですから、罪深い「男児出産」だったかもしれません。

おしゃれでストレス発散

女傑だの稀代の高利貸だの、悪い評判を聞かされることの多い富子ですが、優柔不断で酒におぼれるばかりの夫・義政に代わり、政治的手腕を発揮した才能については高く評価する声もあります。

経済的危機に陥っていた天皇家も、富子に頼らなければ生計を維持することはできなかったようです。ある日、後土御門《ごつちみかど》天皇は富子と夫・義政、子の義尚らを宴に招きます。本来皇居に参内するには緋袴《ひばかま》を着用しなければなりませんでしたが、富子は乱のために正装することができできないとし、下姿（普段着）で行く許しを得ています。

しかし、金をめいっぱい貯えていた富子が緋袴を用意できなかったわけがない、と述べる歴史学者もあり、考えてみればその通りです。ではなぜ富子は、あえて下姿で参内することを望んだのでしょうか？

この場合の下姿とは「かいどり姿」のことで、内掛けをはおり、裾を持ち上げて歩く姿を指します。ちょうど花嫁衣裳のようなそのいでたちは、桃山風俗の走りでもありました。

富子が着たかいどり姿の内掛けは、最新の「唐織」であっただろうと推測されています。いわば中国からの献上物であり、当時は富子以外の人間にはとうてい手の出ない高価な代物でした。緋袴は、朝廷の女官が着るものでしたから、皆と同じ格好をするのは富子の自尊心が許さなかったのでしょう。

あらためていうまでもなく、ファッションは歴史や文化を語るうえで欠かせない分野です。武家文化のなかにあって、町人は実にさまざまなファッションを楽しみましたが、これも武士を見返す気持ちがあったといわれています。また今でも、着飾る行為それ自体がストレス解消につながることは、誰もが認めるところです。

たとえば化粧もそうですね。

歴史を振り返ると、男性も化粧をしていた時代がチラホラ登場しますが、やはり化粧といえば女性の関心が集中するところです。美肌を追求する化粧のほか、最近ではメイクセラピーといって、しわやしみばかりではなく、母斑や白斑、病気のための顔色の悪さなどをカバーするメイクが注目されており、検定試験までできています。心理療法を兼ねた化粧によって、気分が明るくなったり病気の改善を促したり……。外見を自分の望みどおりに変えることで、心身の健康につながるというのは確かな実感として理解ができます。

老人施設では、女性たちに化粧を施したりマニキュアをしたりすると、とても表情が柔和になり口数が増え食欲が増すことにつながります。女性にとって化粧をしたりおしゃれを楽しむことは、最高の喜びであり、もっとも簡単な気分転換だといえるでしょう。

さて、富子です。華麗な富子のかいどり姿は、さぞかし天皇や女官らを感嘆させたと思われます。そんなところでストレス発散をするとともに、自らの力を見せつけるような演出も富子ならではの「政治力」だといえるのかもしれませんが、まずその前に女性であることをめいっぱい楽しむ富子の姿には、現代の女性たちも強く共感すると思います。

織田信長

一五三四年～一五八二年。戦国武将のなかでももっとも人気の高い武将のひとり。桶狭間の戦いで今川義元を討ちとったのをきっかけにその勢力を大きく伸ばし、一五六八年には足利義昭を追放して室町幕府を滅亡させる。強運と類まれな才覚を存分に発揮して天下統一に突き進むが、その直前に本能寺で死す。

華麗なるスイマー

戦国時代の三大武将といえば、信長、秀吉、家康の三人がもっとも有名。彼らの性格、戦法、信条などについては比較されることも多いようです。いずれも天下人にふさわしく、健康には大変気をつけていましたから、健康法を語るときのエピソードにも事欠きません。

そのなかで、最初に織田信長を取り上げたいと思います。三人のなかではもっとも若くして、そして病死ではない最期を遂げています。また三武将のうち誰がいちばん好きかと問われれば、意見は様々あるでしょうが、信長の類まれな才能に心惹かれるという人は少なくないことでしょう。

信長が、幼少のころはその傍若無人な振る舞いから「うつけ者」と呼ばれていたことや、スポーツで体を鍛えていた話はよく知られています。何しろ、朝晩には乗馬の稽古、日々ストレス解消を兼ねた鷹狩りや鹿狩り、弓や鉄砲、槍については武術の長けた者に熱心に学び続けました。さらに、暖かい季節になると川での水泳を欠かさなかったといわれます。

さて、この水泳、今でも老若問わず人気のあるスポーツのひとつです。

水泳というとき、それはクロールや平泳ぎ、背泳、バタフライの四大泳法のみならず、シンクロナイズドスイミング、水球、飛込み、水のマラソンなどが含まれます。さらにリハビリや療養を含めた水療法や、もっと広い意味ではヨット、サーフィン、スキューバダイビングなども水泳、つまり水を媒介としたスポーツとして考えられていますが、信長の水泳とは、おそらくクロールや平泳ぎなどであったでしょう。

水泳や水に入った後は、陸のスポーツとはまた違った疲労感に包まれます。それもそのはず、水泳は数あるスポーツのなかでももっとも消費カロリーが高いのです（資料編図7）。

たとえば、それぞれのスポーツを一時間行ったと仮定した場合、消費カロリーがいちばん高いのは「クロール」で、男性は一三三七、女性なら一〇三九キロカロリーになります。二位も水泳の「平泳ぎ」ですが、消費カロリーはクロールのおよそ半分です。そして三位以下がジョギング、サッカー、バスケットボールと続きます。たとえば体重が五〇キログラムの人であれば、一キロメートルの距離を泳ぐと二〇〇キロカロリーの消費となります。

また、ただ水に浸かっているだけでも、陸の上にいるのに比べ二十倍ものカロリーを消費するといわれますから、水泳ほどダイエットに向いているスポーツもないのかもしれません。

では、「泳ぐこと」の効用とは何か。

まずは何といっても「ひとりでできること」が大きな長所だと思います。数あるスポーツのなかで、複雑な装備がいらず、グループではなくひとりでできるものは、年を取っても続けることができます。また、水泳は浮力を利用するため、膝や腰などへの負担がかかりません。水中出産という方法があるのも、この浮力を利用したものです。このほか、肺機能が向上する、全身運動である、皮膚への刺激を得られる、等々があります。個性豊かで天才肌の信長のこと、誰も考え付かないような泳法を考案し、日々実践していたのかしれません。

濃い味付けは田舎者の証拠？

信長が、水泳などのスポーツに熱心に取り組んだ様子はすでに紹介したとおりですが、いうまでもなく健康維持には運動もさることながら食生活も大事です。

信長が生まれ育った東海地方は、どちらかというと味付けの濃いものが多いようです。今でも名物といえば、味噌カツ、味噌煮込みうどん、手羽先、うなぎの櫃まぶしなどが頭に浮かびますが、どれもこってりとしたものばかりです。

また、ふたつの異なる素材を一緒にして上手に調理するのもお得意とするところ。最近では、マーガリンと餡をはさんだパンが人気といわれますが、東海地方はその発祥の地でもあります。ただ甘いだけのパンに思えますが、これがなかなか絶妙な組み合わせで、その味は全国に広がりつつあります。

ところで、信長と料理の話では、こんな有名なエピソードがあります。

一五七二年、信長は将軍義昭と三好長慶の子孫である三好家一族を追放した際、捕虜としてとらえたひとりが料理の達人と聞いて、さっそくその評判を試すことにしました。その料理人はここぞとばかりに腕をふるって料理に励みます。何しろ将軍家に長く仕えた身、天下人となった信長を満足させられないわけはないと誰もが思っていたのです。ところが意に反し、その料理の味は信長の怒りに触れ、信長は料理人を打ち首にするよう命じました。あわてた料理人、もう一回だけチャンスが欲しいと頼みます。

翌日、あらためて作り直した料理には信長も満足し、かろうじて命拾いをしたというのです。

さて、一回目の料理の味と二回目のそれとはどのように違うのでしょうか。その料理人によれば、最初は従来どおりの味付け、すなわち公家風の薄味に作ったのですが、それが信長の口に合わなかったと知り、二回目は濃い味付けに変えたのでした。前者は高級、後者は田舎料理を意味しています。つまり、信長は田舎風のものが好きだったということになり、あたかも田舎者だといわんばかりの結果をさらしてしまいました。

この料理人、「信長はやっぱり田舎大名よ。最初に作った料理は京の公家風に味付けしたもの。そのあと出した料理は地方の田舎料理だ」と陰で言ったと伝えられます。

近江八幡には、赤いこんにゃくがあります。普通、こんにゃくといえば黒に近いグレーですが、これも派手好みの信長が作らせたといわれています。この土地には、今でも奇祭と呼ばれる「左義長祭」があります。真っ赤な長襦袢を身につけた信長が躍りながら町を練り歩いたことでも知られ、どうやらそのときにこんにゃくも暗い色から赤い色に転じたとか。

この赤という色は酸化鉄であるため、鉄分が不足がちな女性や妊婦が好んで食べたといわれます（資料編図8）。しかし、あまりに奇抜な色のため、他の地域には普及せず、あくまで近江八幡限定なのです。

色は赤でも食べれば普通のこんにゃくと同じ味で、ちょっと拍子抜けしてしまうかもしれません。あくまで見た目の派手さが信長好みだったようです。

わら草履は日本人にピッタリ

織田信長の人となりを語った記録はいくつか残っていますが、もっとも有名なのは太田牛一が残した『信長公記』でしょう。柴田勝家に仕えた牛一は、のちに信長の側近となるのですが、当時からつけていた記録と他人から聞き及んだことを編集したのが『信長公記』で、信長の基礎資料として頻繁に登場する読み物です。

また、信長は外国人から見ても魅力ある人物に映ったようで、イスパニアの商人アビラ・ヒロンによる『日本王国記』、バリヤーナの『日本諸事要録』、フロイスが書いた『日本史』などに信長の記録があります。信長については彼の死後も人々の関心を呼び、その存在自体が商人や宣教師たちの興味をそそったと思われます。ヒロンなどは一度も信長と会ったこともなく、『日本王国記』が書かれたのは信長の死後十二年も経ったころのことだといいます。

『日本王国記』には、信長の容貌に触れたあと、「……彼は、草履だのわらで作った履物をはいて、市中を歩いたり馬にまたがったりしていた……」と記されています。これは、当時の屋形や領主たちが決して地面に足をつけたりせず、自分の足で歩くことを嫌ったことに対し、武人たるものは家の中に閉じこもってはならぬといい、積極的に町中に出て行った信長の類まれな器量を称えたものなのでした。

信長が愛用したわら草履、最近では健康づくりの一環としてわら草履を履くことをすすめる傾向があります。本来高温多湿の日本にあって、わら草履ほど通気性よく履き心地のいい快適な履物はありませんでした。西洋文化が広がるにつれ、日本人は靴下と靴を履くようになるのですが、それは不快感と水虫を増長させる原因となっています。

水虫の原因は、白癬菌と呼ばれる「カビ」です。

いつくらいから水虫という病気があるのか定かではありませんが、日本で白癬菌の存在が確認されたのは一九一〇年代のことですから、それほど昔ではないのです。このカビは、皮膚の角質層にあるたんぱく質をエサにしています。足の角質層は他の皮膚に比べて厚いため、カビにとってはとてもおいしい場所なのです。ゆえに足の指の間などに住みつき、なかなか離れてくれません。

少し前まで、水虫は男性の病気のようにとらえられていましたが、最近は若い女性も悩まされています。これもブーツの普及と暖房のために室温の高い環境下にいることが多くなったせいでしょう。本当は信長を見習い、わらで作った草履が足にはいいのです。

米を生産、精製する過程で稲はいくつかの副産物をもたらしてくれるのですが、刈り取った後脱穀の際に産出されるのがわらであり、日本では古くからこのわらを、生活の全面に渡って多様に活用してきました。燃料や肥料など、エネルギー源としても利用してきたために、環境問題の面からわらを評価する声も高いのです。

わら草履を履き、気取らず町を闊歩する信長でしたが、いつでも自分のいちばん気持ちのいい状態にこだわる、彼らしい健康法だったのかもしれません。

信長の凛々しいからだ

宣教師のフロイスは、信長と直接の面識があり、彼の具体的な容姿などを『日本史』という著書にまとめています。そのなかで信長は、「中くらいの背丈で華奢な体躯」と伝えられているほか、信長一周忌の折りに実物大で作成された「織田信長像」や信長愛用の甲冑などから、信長の身長はおよそ一六五センチ、体重は六〇キロと推察されています。

細身で引き締まった体型だったようで、顔つきについても、いくつかの肖像画を見ると精悍でやや神経質な様子がうかがえます。そのため、ドラマや映画のなかに観る信長も、細面の俳優が演じることが多く、古いところでは、一九五五年に萬屋錦之介が、二〇〇二年のＮＨＫ大河ドラマ「利家とまつ」では反町隆史が信長を演じ、どちらもイメージにぴったりとの評判を得、強烈な印象を残しました。

身長や体重は、専門家でなくてもわかりやすい健康バロメーターのひとつ。とくに肥満は生活習慣病の大敵といわれます。肥満かどうかを知るもっとも簡単な指標として、一九九九年にＷＨＯが定めた「ＢＭＩ」があります。ＢＭＩとは、「Body Mass Index」のことで、体重÷（身長×身長）で算出し、計算結果の見方は次のとおりです。

「一八・五未満……痩せ」「一八・五以上二五未満……普通」「二五以上……肥満」で、二五以上はさらに肥満の程度に応じて分類され、三〇以上になると肥満症として治療が必要になってきます。一般的に二五を超えると、高脂血症や高血圧症にかかる確率が二倍になるといわれます（資料編図９）。

肥満が重大な病気を引き起こすかどうかについては、ＢＭＩだけでなく、体重に占める脂肪の割合をみる体脂肪率も併せて考える必要があるのですが、簡単に計算ができるため、ＢＭＩは広く一般に普及しつつあります。

もうひとつは、二〇〇八年から健診がはじまった「メタボリック症候群」があります。これはずいぶんと喧伝され「メタボ体型」の言葉も定着しました。こちらは身長は関係なく、内臓脂肪のつきぐあいを腹囲でみようというものです。腹囲のほか、血圧や血糖値や脂質を調べ、内臓脂肪から動脈硬化に移行し、血栓が脳血管や心臓の冠動脈に詰まるのを予防しようとの狙いがありました。女性に多い皮下脂肪と異なり、内臓脂肪はわりと落ちやすいので、ダイエットのしがいもあるというものです。

信長のBMIを計算すると二二ですから、まさに理想的といえます。たぶん、腹囲を測っても、男性の基準値である八五センチを超えなかったでしょう。

幼少のころから鍛えた体には無駄な肉がなく、筋肉質だったと想像できますが、本能寺で最期を迎えたときには、その美しい体は跡形もなくこの世から消えてしまうのでした。

フロイスはこの点を次のように書き残しています。

「……しかし、われ等の知り得たところは、諸人がその声でなく、その名を聞いたのみで戦慄した人が、毛髪も残らず塵と灰に帰したことである」と。事実、信長の遺骸はまったく残ってはいないのです。

長柄槍を使ったのはなぜ？

信長といえば、誰よりも早く鉄砲を用いた武将という評判が根強くありますが、実際には信長以前にも鉄砲は使われていました。が、戦に備えて鉄砲を大量生産させたことや小銃ではなく大鉄砲に重きを置いた点は、確かに彼の優れた先見性を表しています。

もうひとつ特筆すべきは「槍」でしょう。ある日信長は、河原を戦場に見立て侍たちに竹槍合戦をやらせます。いわばデモンストレーションですが、その結果槍が短くては戦に不利であるとわかり、通常のものより長い長柄槍をつくらせました。

長柄槍とは三間半の槍のことで、約六・三メートルもありました。何と身長の四倍もの長さです。武田や上杉の使っていた槍は三間の槍、五・四メートルでしたから、それよりも一メートル近くも長かったのです。しかも長ければ重くもなり、その扱い方には独特のコツが必要となります。そこで強度と軽さの両方を兼ね備えた槍にするために、細い木柄を充分に乾燥させ、赤や黒の漆を塗ったのだといわれます。

現在では、通常の場面で槍を見ることはほとんどなくなりました。しかし、ご存知でしょうか。この槍を新しいスポーツとして導入する動きがあるのです。そのひとつが、二十数年前に横浜で誕生した「スポーツチャンバラ」です。スポーツチャンバラのルールは簡単で、短刀、長剣、薙刀《なぎなた》、槍などの大小さまざまな武器で打ち合って、相手の体のどこかを打てばそれで勝ちというものです。武器はすべて中に空気が入ったやわらかいもので、相手を傷つけるような危険はまったくありません。

このなかでもっとも長いのが槍です。それでも二メートル強であり、信長の槍よりはるかに短いものなのですが、その長さゆえに他の武器よりも正確に狙いを定めることが難しく、また攻撃を外した後には大きな隙が生まれるために、なかなか取り扱いに苦労させられるようです。が、槍を持つことで自分が武将になった気分を味わえ、けっこう素敵なストレス解消になるはずです。

明治末から大正にかけて、女性の武道として発展をみたものに「薙刀」があります。もとは、平安時代に僧兵たちの武器として広まったものでしたが、戦場においても武器として活用されました。

源義経の家来であった弁慶が手にしていたのが薙刀、といえば想像できるでしょうか。武器として主流だった薙刀ですが、戦国の時代になると、薙刀のかわりに槍が重宝されるようになり、実戦の場では次第に廃れていくのでした。

一九三五年に復活して以来、太平洋戦争後はＧＨＱによって一時禁止されてしまうのですが、現代にいたるまで武道として存在し、流派も数多く誕生しています。

あくまで武道ですから、薙刀術を学ぶことで心身の鍛練につながり、気力を充実させ、礼儀やマナーなどが身に付きます。また、日本の伝統や信義の心を大切にする気持ちを養ってもくれます。

信長のみならずこの時代の武将たち、薙刀が女性の武道として発展したり、槍が現代の若者にスポーツとして親しまれるとは……あの世で苦笑している様子が目に浮かびます。

信長の「もし……」

戦国武将の人気投票で、常に上位を占めるのが織田信長です。

「うつけ者」と呼ばれた青年期から、激しい幾多の戦を経て天下を取るまでになり、尾張の風雲児の名にふさわしい強烈な個性を持つ男でした。

若いころは、茶筅のごとくザンバラ髪を結び、赤い鞘の大刀を帯び、米菓を食べながら傍若無人に町を歩きました。ゆえに付けられたあだ名は「無類のおおたわけ」。たわけは漢字にすると「戯気者」。ふざけた野郎という意味でしょう。

うつけと呼ばれたのは、父信秀の葬儀の際、正装ではない普段着で現れた信長が、お位牌の前に出たかと思うと抹香をわしづかみにし、仏前に投げかけてそのまま帰ったというエピソードから。うつけは「虚気者」と書きますから、すでに正気ではないとみなされていたことがわかります。

そして、天下を目前にした四十九歳のときに突如襲ってきた裏切りの嵐、本能寺の変。病死でも戦死でもないドラマティックな死に様が、私たちに歴史のロマンを感じさせてくれます。ここでは少々趣向を変え、もし信長が明智光秀に敗れなかったら、もし戦ではなく心身の変調のために死を迎えたなら、いったいそれはどんな病気であったかを推測してみることにしましょう。

最初に紹介したとおり、信長は抜きん出たスポーツマンでした。細身の体には無駄な肉がなく、これといった持病の記載も残っていません。朝は早起きで睡眠時間は短く、酒はほとんど飲みませんでした。相撲と踊りが大好きで、桶狭間の戦いでは出陣前に軍記物を題材にした幸若舞の「敦盛」を、みずから吟じながら踊ったと伝えられます。

性格はといえば、身分の低い者にも情を示す反面、よく知られている通り非常に残忍な面も併せ持っていました。敵側に対する攻撃は味方があきれるほどに残酷で、敵とあらば徹底的に切り殺したり、討ち取った宿敵の首を漆で塗り固め金を施し宴席に並べたこともありました。そうかと思えば、秀吉のグチをこぼす妻のおねに対し、慈しむような優しい手紙をしたためたりもしています。

生活習慣はわかりやすくいたって健康的なのですが、時代が違うこともあって性格は少々わかりづらい。健康上の問題といえば、すでに紹介したように甘く濃い味つけのものを好んだ点でしょうか。周知のとおり、健康的な食事とは薄味でなるべく多くの種類のものを少しずつ食べ、腹八分目であることが大事。塩分の濃い食事は高血圧を引き起こしがちで、これは動脈硬化につながり、放置しておけば脳血管障害や虚血性心疾患の要因になります。現代でも塩分には敏感にならざるを得ません（資料編図10）。

光秀との確執にも見てとれるように、激昂しやすかったのは確かなよう。とすれば、長生きをしていれば、カッとなった勢いで発作を起こし突然死、というのがもっとも確率の高い死亡原因だったかもしれません。

光秀はあえて謀反を起こす必要はなく、もうしばらく我慢をしていれば、存外近いうちに命を落としたかもしれないのです。

「死」は平等にやってくる

幼少のころから健康に気を遣いスポーツマンとして知られた信長でしたが、戦国史上最大のミステリーといわれる「本能寺の変」によって家臣である明智光秀に敗れ、あっさり死んでしまいます。

本能寺の変についてはわからないことだらけで、歴史研究者たちの意見もさまざま。ただひとついえるのは、最近まで強く信じられていた光秀の怨念説、つまり信長のいじめに遭い、個人的な怨みによって謀反を起こしたのだという言い伝えは、ほぼ否定されています。それももちろん要因のひとつであったでしょうが、朝廷との関係や足利義昭黒幕説など実に楽しい新説が絶えず登場し、真実は藪のなかという状況です。

信長の最期についても多彩であり、『信長公記』によれば、光秀の謀反を森蘭丸から聞き及んだ信長は「是非に及ばず」と言った後、弓や槍で応戦したものの肘に打撃を受け、部屋に戻り切腹したことになっています。また宣教師の書には「世は自ら死を招いたな」と呟いた、ともあります。いずれにしろ天下を目の前にしての突然の死、さぞ無念であったことは確かでしょう。

信長のような、病死ではない突然の死は、今では他殺を含む「不慮の事故」と呼ばれるものか、それとも「自殺」に区分されるのでしょうか。人の死因とは、なかなか判断が難しいところがありますが、このふたつはいずれも日本人の死亡原因の五位、六位を占め、年間七万人強の人々が亡くなっており、がんなどの病気で亡くなる人々の次に多い死因です。

「不慮の事故」とは、交通事故や溺死、墜落死、転倒転落、窒息、中毒、火災などを意味します。このなかで、減少傾向にあるのが交通事故だけで、あとは横ばいだったり微増だったり……。

少し長いスパンでみると、一九二三年の関東大震災と一九九五年の阪神・淡路大震災のときには、死亡者が断トツに増えています。天災は忘れたころにやってくる……。本当にそのとおりです。日本はその地形上、地震の多い国として知られ、歴史上たびたび大地震に見舞われています。

どんなに健康に留意していても、どんなに長生きをしたいと思い努力をしていても、人はいつか必ず死を迎えます。戦国時代のように矢を放たれることはないにしろ、突然の死に直面する機会はいくらでもあります。人の命は尊いとはいえ、何と儚いものでしょう。

病気という過程を経ずに、いきなり命が絶たれてしまう無念さは、むしろ家族や周囲の人々に強く残ります。

だからこそ信長も、「もし本能寺の変がなく、信長の天下であったなら……」と常に「もし」が語られるのでしょう。

信長の死は、健康法を超え、「命」や世の無常をあらためて考えさせてくれます。死してなお偉大な人物という印象が強い武将のひとりです。

人間五十年　下天のうちを比ぶれば　夢幻のごとくなり
ひとたび生を得て　滅せぬもののあるべきか

明智光秀

一五二八年～一五八二年。美濃出身。信長に認められ朝廷との折衝などで能力を発揮する。丹波一国を自分のものとし、信長から「家臣一番」と誉めたたえられる。一五八二年、本能寺で信長を討つが、根回しが不十分であり、山崎の戦いで秀吉にあっけなく敗れ、「三日天下」と揶揄される。その一方で、本能寺の変には謎も多い。

サラリーマンは光秀がお好き

本能寺の変の立役者である明智光秀の出自に関しては、いまだ明確ではありません。戦国史上最大のミステリーといわれる変を起こした光秀ですが、「主殺し」の汚名のためか、彼についての詳細で正確な史料はほとんど残っていないようです。

それゆえに、本能寺の変を引き起こした真（陰）の犯人や本当の理由を隠そうとする者の悪意と意図が感じられ、かえっていろいろな憶測を呼んでしまうのでしょう。なぜ光秀は信長を討ったのか……。それを推測する学説だけでも五十を下らないといわれますから驚きです。

おかしなもので、バブル期のような、どんどん前へ突き進んでいく時代には信長タイプが人気なのですが、昨今のように、何もかもが停滞している世の中では、光秀タイプが注目される傾向があります。信長を調べているうちに、最初は刺身のツマ以下の存在でしかなかった光秀に関心が移り、光秀の人物像に興味を抱いたという人もいれば、本能寺の変を別の視点で検討しようとする動きも盛んです。一九八九年に旗揚げとなった「明智光秀公顕彰会」の全国会員数が今や千人を超すまでになったというのも、そのような現象の表れでしょう。

光秀ゆかりの地をバスでなぞるツアーも登場しましたが、光秀がらみの会には比較的サラリーマンが多く参加しています。今や日本のサラリーマンは「気楽な稼業」ではなくなりました。時代の流れに翻弄され、自分の居場所を見失い、希望や夢を持つのが大変難しくなっています。絶えず上司の顔色をうかがい、いつ自分がリストラされるのかという思いに日々苦しんでいる方も多いことでしょう。

日本では、一九九八年に年間の自殺者が三万人を超え、以後減る兆しがなく、男性の死亡原因の六位を占めるにいたっています。とくに中高年男性の増加が目立ち、その背景として生きる不安や孤独感、うつ病などが指摘され、「メンタルケア」の必要性がしきりに叫ばれるようになりました。

このような世相にあって、サラリーマンたちが、すぐれた教養人といわれつつも時代から見放された光秀にある種の共感を覚えるのも、何となくわかる気がします。

不思議に満ちた本能寺の変ですが、その少し前から光秀は重度のうつ病か神経症にかかっていたのではないでしょうか。信長の厚い信頼を得たものの、彼の残虐で切れやすい性格は、常に光秀を脅かし、気分の変調をきたすには十分でした。すぐ側にいただけに、いつか自分も酷いめにあうのではないかという危惧は、いっそう現実的な恐怖をもたらし光秀を悩ませたのかもしれません。

うつ病や神経症は、「まじめで仕事熱心」「几帳面」「仕事を他人任せにできない」「融通がきかない」「人にどうみられているか非常に気になる」といったタイプに多く認められます。

まさに光秀像とダブるところが多々あり、もし、そうであるなら、突然本能寺で信長を襲った理由も何となく腑に落ちるような気がします。

石風呂と岩盤浴

光秀関連史料のほとんどが葬られ、その人となりを把握するのが極めて難儀であるのは前に紹介したとおりです。

本能寺の変により、その歴史的評価は一気に地に落ちるのですが、ある時期までは信長にとってなくてはならぬ家臣のひとりでした。武士としての技量もさることながら、かなりの鉄砲上手であったことが二、三のエピソードに見てとれます。

また、「織田家きっての文人」の名声にふさわしく、連歌、和歌、茶の湯への傾倒ぶりは今でも高く評価されており、いっときは信長からもずいぶん可愛がられていたのでした。

史料が少ないなかにあって、客観的に光秀をとらえたものとしてあげられるのが吉田兼見の日記『兼見卿記』です。京都吉田神社の神主であった兼見と光秀は十年以上も親交があり、本能寺の変以後も顔を合わせていますし、くつろいだ晩餐の場を持つことで光秀最後の姿を見届けたのも兼見でした。光秀にとっては、こころを許せた数少ない人物だったのでしょう。光秀が死んだのち、兼見は秀吉を恐れるあまり日記の一部に手を加えているのですが、それでも光秀に関連する記述が百箇所も出てきます。

『兼見卿記』のなかに、光秀が兼見宅の石風呂を好んだ、との一文があります。

石風呂とは、現代のサウナに似たもので、けが人や病人を癒すことを目的として作られました。平安から鎌倉の時代にかけて、弘法大師や重源上人《ちょうげんしょうにん》たちによってできあがったとの説もあります。

自然の岩をくりぬいたり、石を積み上げたりしたものなど形はさまざまで、風呂桶のようなものもあれば、洞窟のように穴があいており、数人が横たわることができるくらいの大きさのものもあります。いずれも、海草や木の葉を焼いた上にムシロをかぶせ、蒸気で体を温める方法は同じです。石風呂は、サウナ同様、神経痛やリウマチ、喘息などにも効果があり、全国いたるところに作られ、傷ついた武士や病んだ村人などの体を慰めました。

石風呂に似たものに岩盤浴があり、ひところ大流行しましたが、もっとも有名なのは秋田県にある玉川温泉でしょう。いつのころからか噂を聞きつけ、がんなどの病を得た人々が殺到するようになりました。がん患者が集まる病院でも、玉川温泉に行ってきたという人に出会うことがしょっちゅうあります。おそらく、岩盤浴によって何らかの改善をみた人々の口コミで広がっていったのでしょうが、近くにある温泉旅館は、今でも満員でなかなか予約が取れないという話を耳にします。

岩盤浴は、地熱を体内に取り込むほか、微量のラジウムが含まれているために新陳代謝の促進や鎮痛に効果を発するようです。放射線は大量だと体の毒になりますが、ごく微量の場合は逆に体に好影響を与えることがあるのです。

重篤な病気でなくても、疲労回復のためにサウナを利用する人は多くあります。光秀のように、天下を狙う人間に仕えるストレスがいかほどのものだったのかは想像するしかありませんが、当時の石風呂が少しでもそれを和らげる役目を担っていたのは間違いないところです。

ちまきは実用的な携帯食

五月五日といえば端午の節句、男の子の成長を祈る祝日です。

一説によれば端午とは、月のはじめの丑の日をいい、中国では五月のこの日を厄日と決め邪気払いをする風習があり、これが平安時代に日本に伝わったといわれます。

「ちまき食べ食べ……」の歌どおり、今でもちまきを食べる習慣は残っています。どちらかというと、ちまきは関西地方、柏餅は主に関東地方で食されました。

さて、このちまきにまつわる光秀のエピソードです。

ある日、陣中見舞いとして、ちまきが光秀に献上されました。ちまきは光秀の好物であったのです。本来ちまきは、いぐさを解いて皿の上に笹の葉を広げ、少しずつ切って食べるのが礼儀というもの。しかしちょうどそのとき、まさに鬨の声が聞こえ、すわ敵かと慌てた光秀は、笹の葉に包まれたちまきをそのまま口に入れてしまいました。

これは、光秀の驚きぶりを嘲笑するエピソードとして知られていますが、ではいつのことかというと詳細ははっきりしていないのです。信長を討つため本能寺へと向かう途中に立ち寄った愛宕神社で、との説もあれば、変の後、思ったほどに援軍を得られなかったことから、イライラが高じていたときのこと、という話もあります。

また、ちまきを差し出したのも、寺の僧であったとか京の商人だったとか、諸説さまざま。いずれにしろ、勝てば官軍負ければ賊軍で、光秀の小心ぶりを表す話として伝えられ、周囲からは「器の小さな人」と称され続ける破目になりました。

ちまきは、三角の形にした笹の葉にもち米を入れ、水に浸したあとにゆでたものが原形です。大量に作り置きをし、そのたびにゆでればよかったので、当時携帯食、保存食として武士たちに重宝がられたお菓子のひとつ。つまり兵糧として誕生したものですが、もともとは中国由来といわれます。

日本には平安時代に伝わり、時代の必要性に応じて形態などが変化していきました。最初は、もち米を植物の葉っぱで包み、そのまま灰汁《あく》で煮込んでいました。これは、灰汁のもつ防腐作用や抗菌力を期待したものでした。

笹の葉にも抗菌作用があることから、おそらく手軽な保存食として発展してきたものでしょう。その形からみても、武士たちがちまきやおにぎりを包んで腰にぶら下げるのに適していました。

今では、いろいろな具が入ったちまきを見かけますし、日本や中国だけでなくシンガポールやベトナムでも似たような食材を見かけます。たとえばベトナムでは、「バインチュン」と呼ばれ、正月には不可欠な食べ物として知られます。また、カンボジアではナツメなどがもち米に混ぜられ、甘い味付けのちまきに変身しています。

高温多湿の気候の国には、簡便な栄養食としてピッタリなのかもしれません。

ちまきをはじめ、現代にも形を変えて残っていたり、武士たちが好んだと伝えられていたりするものの多くは、実用性・利便性といった観点から生まれ、人々から重宝されてきた歴史を持っています。

光秀の妻・煕子の女ごころ

光秀は、美濃の妻木勘解由の長女・煕子《ひろこ》との縁談が決まっていましたが、煕子は式の前に疱瘡にかかり、あばたの跡が顔に残ってしまいます。何としてもこの縁組を成功させたかった煕子の父は、式の当日煕子の妹を差し出すことにします。ところがそれを知った光秀は、たとえあばた顔でも自分の妻は煕子だと言い張り、自ら迎えに行き結婚にいたるのでした。この話を聞いただけでも光秀のイメージはがらりと変わります。

疱瘡とは天然痘のことで、天然痘ウィルスの感染によって発症します。高熱を発するとともに、顔や全身に豆粒状の丘疹《きゅうしん》が生じます。感染力、致死力ともに強力で、たとえ命が助かっても丘疹が瘢痕として残ることが多く、女性にとっては一生の問題です。

ほとんどの感染症がそうであるように、天然痘も大陸から持ち込まれたウィルスであり、日本でもたびたび大流行を引き起こしています。

一七九八年にジェンナーによって天然痘ワクチンが発見されるまで、世界中を恐怖に陥れましたが、ワクチンの普及により次第にその勢力が衰えて、ついに一九八五年にＷＨＯが天然痘根絶宣言を出しました。人類が克服した唯一の感染症として知られています。

さて、光秀は、斉藤道三失脚のあおりを受けて土岐一族が滅びた後、全国を転々と流浪し大変苦労したといわれます。その後朝倉家に仕えますが、武士といっても名ばかりで、その日の食べ物にも困る日々が続きます。そんなある日、光秀を慕う者らが家にやって来ることになるのですが、客人をもてなす財力などない光秀はただただ困り果ててしまうのでした。

ところがその日、どこから調達したのか、熙子は豪勢な酒と料理を振る舞い、皆を大いに喜ばせます。客が帰ったあと、いったいどのようにして金を工面したのかと光秀が問うと、黙って頭の頭巾を外す熙子……。そこには、腰まであった美しい黒髪を耳元でばっさり切った妻の姿があったのでした。

そう、熙子は黒髪を売ってしまったのです。黒髪は女の命といわれたこのころ、自分のふがいなさを嘆く光秀は、けなげな妻に強く心を打たれ、以後側室も作らず熙子を大切にするのでした。

今でも髪は大事な体の一部、心の健康のバロメーターです。ストレスが高じると、自律神経が緊張し、頭皮の血行不良を起こし、抜け毛や脱毛の原因となります。睡眠不足や栄養の偏りも大きな要因です。今や男性のヘアケア用品は女性の化粧品並みに豊富に揃っており、髪に悩む人がいかに多いかをうかがい知ることができます。

「月さびよ　明智が妻の　咄せん」、これは熙子の良妻ぶりを称えた松尾芭蕉の句です。事の真偽はともかくとして、ときにはこのような心温まる話を聞いて我が身を慰めることも、現代人にとっての貴重な健康法だといえるのではないでしょうか。

祈りの効用

困ったときの神頼みとよく耳にします。平素健康なときには考えもしないのですが、いざ病気になれば誰しも早く治りたいと思うのは当然のこと。医学は発達したとはいえ、原因や治療法が皆目わからない病気というのもいまだ多く存在します。人々が、病気回復を願って神社仏閣に通い、祈祷をする姿は決して珍しいものではありません。

たとえば、時代は江戸時代になりますが、家光が天然痘になったとき、春日局は生涯薬を飲まない誓いを立て、水の入った桶を頭にのせ月が出るまで祈ったといいます。実際、春日局が病気になったとき、いくら家光がすすめても一切薬を飲もうとしなかったのですから、その祈りや誓いの強さがうかがいしれます。

戦国時代よりずっと近い十九世紀のころ、ロシアにグリゴーリ・ラスプーチンという人がいました。彼は相手の目をじっと見つめて悪いところに触るだけで病気を治せたことから魔術師とも祈祷師とも呼ばれました。貧しい農民の子として生まれながら皇室で権力を握るようになったのも、ときの皇帝ニコラス二世の子、アレクセイの血友病をその不思議な力で治したためでした。いわく皇子の枕元で静かに何かを祈り、その金髪に手を置くと一晩で病状が改善し、以後皇室の絶大な信頼を得るようになったのです。

光秀は一五七六年、石山本願寺を攻めていたときに予期せぬ重い病気を患います。当時の名医曲直瀬道三の治療を受けるとともに、妻・煕子は吉田兼見を訪れ病気回復を願う「祈念」を依頼します。祈りが通じたのか、光秀は一時病死説が流れるほどの状態であったのが、二か月ほどで無事回復に至るのでした。

「祈り」は医療分野においても注目されています。つまり、祈ることは神や仏に近づくこと。一心に祈りを捧げることで、心身が安定し、気持ちが癒されていくことは、自律神経のバランスを整えることでもあるのです。仏壇に手を合わせて、今は亡き人やご先祖様にいろいろな報告や相談をしたりするのも、その瞬間は仏様と会話をしているわけですから、自然と気持ちが落ち着いてくるのも道理でしょう。

光秀の病気の原因が何であったのかは不明ですが、ちょうどそのころ美濃にいる光秀の親戚が山王の敷地に城を作ったために、それによる発病ではないかと疑っていた様子があります。つまり「因果応報」と呼ばれるものです。

突然の変調に驚きその原因を突き止めたいがために、何かのツケが災いとなって我が身に降りかかったと考えるのは今も同じです。幸いなことに、祈りという行為が、体への直接的な働きかけというより、それによって心（気）を奮い立たせ、病気に立ち向かう気力を養う効果を充分に発揮したのだと考えられます。

ロシアのラスプーチンは、権力争いに巻き込まれて虐殺されてしまうのですが、彼の穏やかで慈悲深い人間性は、その後歴史に翻弄され、まるで違った人物像に変わってしまうのです。彼のエピソードは、権力者たちによって歪められた光秀像と、どことなく似たところがある気がします。

逆順無二の門　大道は心源に徹す
五十五年の夢　覚来めて一元に帰す

豊臣秀吉

一五三六年〜一五九八年。賤民から足軽、さらには関白にまで昇りつめた戦国の代表的武将のひとり。一夜で城をつくったとか、本能寺の変を聞いて備中高松から京都まで戻った中国大返しなど印象的なエピソードを多く残す。賤ヶ岳の戦いや小牧・長久手の戦いを経て天下を手中に納める。多くの側室を持ったが、子どもは唯一淀との間にできた秀頼だけ。子の将来を案じながら病に倒れる。

麦飯はなぜからだにいいの？

明智光秀に触れずに織田信長は語れませんが、同じように豊臣秀吉の天下取りも明智光秀がいたからこそ可能になったという意味で、この三人はそれぞれに深く結びついています。

本能寺の変ののち、中国地方で毛利一族と戦っていた秀吉が、誰よりも早く京に戻り光秀を討ったことが、秀吉の時代を作る大きな転機となりました。あまりに鮮やかな「大返し」だったために、本能寺の変の黒幕は実は秀吉だった、との説があるほどです。

秀吉は、織田信秀の足軽・木下弥右衛門を父に、百姓の娘なかを母として生まれます。その容貌から「猿」と呼ばれながらも、苦難を乗り越え結果的に天下を取る偉業を成し遂げたことで、その立身出世ぶりが注目され、映画やドラマにも数多く取り上げられています。

家康や信長と比べ、秀吉は健康法と呼ぶに値するほど健康に留意していた節がありません。どちらかというと、自然児とか野生児のイメージにふさわしく、健康に関しては特別なことをせず、あまりクヨクヨ考えずに自然に任せるタイプでした。その天真爛漫ぶりや人心掌握の能力は周囲の者も舌を巻くほど、かの信長にも可愛がられたゆえんでしょう。

出世をしても食事は粗食が好みで、とくに麦飯を好んだといいます。宴会好きの秀吉は、客人にはマスを焼き、白鳥のスープを作らせ、新鮮な魚介類の刺身を並べるなど豪華なもてなしをしましたが、本人にとっては麦飯がいちばんのご馳走だったようです。

麦飯は、白米の十倍もの食物繊維と四倍のカルシウムを含んでいます。これらが胃腸の調子を整え、肥満を防ぎ、骨や歯を丈夫にすることから、麦飯は生活習慣病予防食として、学校給食のメニューにも導入されています。

麦飯に含まれる繊維は、腸のぜん動を促し、便秘予防におおいに貢献します。戦後、動物性脂肪の摂りすぎが話題にされますが、実はそれとともに食物繊維の摂取量が減少している点こそが問題なのです。食物繊維の不足によって引き起こされる便秘は、健康と美容の大敵。万病の元といっても過言ではありません（資料編図11）。

また、麦飯や玄米ではなく精製された白米を主食とすることで、脚気という病気に悩まされた事実もよく知られているところです。この脚気は、明治時代後半から大正～昭和にいたるまで、人々を悩ませ、多くの命を奪うことになるのです。

さて、秀吉の体型は確かにスリムで頑丈そう、これといった大病もせず激しい戦を何度も乗り越えてきました。若いころに、小柄な体で飛んだり跳ねたりする姿が目に浮かぶようであり、生まれついてのオーラが漂っています。

明智光秀の生まれた可児市瀬田の長山城や落ち武者狩りの百姓たちに襲われ命を亡くした胴塚は、たて看板も目立たず訪れる人さえありませんが、一方の秀吉の伏見城は、再建されて今も観光客で賑わいを見せており、歴史上のスターの地位を維持しているのがわかります。まさしく勝てば官軍だと強く印象づけられます。

秀吉の貴重な家臣

ドラマの主役を張る戦国武将の後ろには、必ずや名将、知将と呼ばれる武将が控えているものです。脇役でありながら、かの人物がいなければ主役の活躍はとうていなかったであろうといわれる人々です。

秀吉の場合には、黒田官兵衛（後の黒田如水）がそのひとりといえるでしょう。

二十二歳で姫路城主となった官兵衛は、知謀の策士と称されるほどの名武将であったとともに、キリシタンでもあり、抜群の治世術を身につけた人物でありました。

「わしが死んだ後、天下を取る者は誰か」との秀吉の問いに対し、それぞれの口から徳川、前田、上杉、毛利といった名があがったのですが、秀吉は笑いながら「みんな違う、おそらく黒田官兵衛孝高であろう」と言ったとの言い伝えが残っています。また、秀吉がいつまでも黒田を必要とし、隠居を認めなかったのも、いかに秀吉が彼を武将として評価し、同時に恐れていたかの表れでもあります。

黒田家は、もともと官兵衛の祖父が作った目薬（玲珠膏）を売ることで生計を立てていましたが、何とそれが現在でも薬草として広く親しまれているのです。

その薬とは、「メグスリノキ」というもので、目のかゆみややにを取る特効薬として使われていました。当時は、メグスリノキの樹皮を砕いてそれを袋に入れ、戦で疲れたときなどにはその袋を水に浸し、にじみ出る汁を目に当てていたのです。

中国漢方では、「肝は目を穿つ」といわれ、目と肝臓は密接な関連があるとの考えを持っており、目の治療をするときには、肝臓を丈夫にすることから始めるのです。

メグスリノキはカエデ科の落葉樹で、別名「チョウジャノキ」ともいい、東北以南の日本に広く分図しています。今では、メグスリノキの樹皮に含まれるロドデンドロールという物質が目や肝臓の働きを助けることもわかってきました。

秀吉は、官兵衛から手に入れたこの薬を常用していたのでしょう。表立った健康法を実践するというよりも、秀吉の場合、健康グッズは日常の生活のなかに何気なくあったものと思われます。

ところで、この黒田官兵衛、反乱を起こした荒木村重を説得しようとしますが、逆に牢に入れられてしまいます。一年後に助けられたとき、官兵衛の足は不自由になっていたとも。このように長い間歩かなかったり使わなかったりすると、機能が劣化することがあり、これを「廃用性委縮」と呼びます。

筋肉を使わないでいると廃用性筋委縮を引き起こすほか、骨が重力が掛からない状況で筋が収縮して引っ張られないでいると廃用性骨委縮を引き起こします。いずれも、寝たきりの要介護者によく見られる現象です。安静による筋力低下は、一週目で二〇パーセント、二週目で四〇パーセント、三週目で六〇パーセントにも及び、こうなったら、元通りになるのはもっと時間を要します。加えて官兵衛のような幽閉の場合、太陽にあたらないために起こったビタミンDの代謝障害によりカルシウムの吸収がうまくいかなくなることも影響していたでしょう。知性や武力はあっても、人の体というのは思い通りにいかないことが多々あるものです。

たばこはかつて薬だった!

近年、タバコにまつわる話題が世間を騒がせています。

路上喫煙やタバコのポイ捨て禁止条例を打ち出した東京千代田区をはじめ、値上げをめぐる騒動、喫煙者を減らそうという健康増進法の成立等々、世界に立ち遅れていると非難される日本のタバコ事情ですが、しがらみを多く抱えながらもそれなりの進展を見せてくれています。

タバコが健康に決して良くない影響を与えるのはあらためて述べるまでもないのですが、一方で嗜好品や文化としての存在価値も確かに存在し、タバコ断絶をめざすグループと愛煙家たちの争点は常にすれ違っています。

さて、このタバコ、一五八四年にスペイン船が来日し、葉タバコを日本に広めたのが最初といわれます。しかもこのときに「薬」と称して売ったため、もともと薬好き新しい物好きであった信長がいち早く取り入れ、次いで秀吉の時代にあっという間に全国に広がっていったのでした。一六〇〇年前後には日本でもタバコの栽培が始まり、一六一四年に起きた大坂冬の陣では、タバコ売りの姿が陣中にも見受けられたといわれます。

薬と称して売られたタバコでしたが、さすがに吸い過ぎて健康を害する者が多発し、秀吉はたばこの禁止令を出すにいたります。通常、タバコの害が具体的に現れるには吸い始めて二十年以上必要ですから、現代のタバコと違って当時のタバコは味も内容物もかなり荒々しいものだったのでしょう。

その後家康が天下を取って以後も頻繁に出されたのがタバコ禁止令だったのですが、ただ禁止するだけでは効き目はなかったようです。

時代が変わり、戦国の時代よりもっと健康に目が向けられるようになると、かの貝原益軒も「眩ひ倒るる事あり。習へば大なる害なく、少は益あれといえ共、損多し」とタバコについては否定的な見解を出しています。

江戸時代のタバコも、最初はめまいがするほどに味も香りもキツいものだったのが、「習へば」、つまり鍛錬することによってそういうこともなくなる、とありますから、今よりはもっと麻薬性や毒性が強かったのでしょう。しかも、現代ほどではないにしろ、タバコの持つ危うさや健康被害をすでに感じとっていたことがわかります。それでもタバコが本格的に禁止されることはなく、明治に入ると日本では戦費を得るものとして重要視されることになるのです。

以下は、秀吉のころの落書きです。

「効かぬもの、タバコの法度、銭法度、玉の御声に、げんたくの医者」

どこか現代にも通じるものがあり、庶民たちのお上に対する嘲笑の声が聞こえてくるようです。

秀吉がタバコを吸ったとの明らかな記録はありませんが、丈夫な体とはいえ、気管支が少々弱かったようです。もしかしたら持ち前のひょうきんさとサービス精神でもって、座興として面白おかしくタバコを吸っていたのかも……。そんな姿が目に浮かびます。

好んで割粥を食べたわけ

粗食好きで知られる秀吉ですが、晩年好んだ食に、米を小さくかき割ってつくる粥、「割粥」があります。割粥にまつわる有名な言い伝えとして、次のような話があります。

ある日高野山に登った秀吉は、寺の料理人に割粥が食べたいといいます。さっそく料理人は大勢の人々を集め、米粒を板の上でひとつひとつ割るよう申し付けます。当時米は貴重な食べ物でしたから、自身の口にはめったに入れたことのない米を小さく割れと言われた人々は、皆よだれを垂らす思いであったことでしょう。しかし、それを知った秀吉は、「わしは贅沢したりいばったりしたいわけではない。ないならそう言えばいいものを、わざわざ人手をかけて米を割らせるとは本意ではないわ」と怒ったといいます。

秀吉は、自らを英雄に仕立てようといくつものエピソードを創作していますから、本当にこういうことがあったかどうかはわかりませんが、いかにも庶民派を強調する秀吉らしい内容に仕立て上げられています。

粥は、現在私たちが日々食べているご飯（そのころは「飯《いい》」と呼ばれていましたが）とは別ものと考えられていました。調理法でいえば粥は煮たもの、飯はふかしてつくるものです。以後、粥もそのかたさによって固がゆ、汁がゆ、おもゆと区別されるようになりますが、粥はなぜか関東地方ではあまり馴染みがなく、関西で好んで食べられていたようでした。

秀吉が貧しかったように、少ない米の量で作ることのできる粥には、何がしか質素な印象がありましたが、皮肉にも日本が豊かになるに従い、粥はヘルシーな健康食として注目を浴びるようになりました。野菜や肉、魚類をトッピングして楽しむ料理法も最近では当たり前になりつつあります。

万病予防を祈願し一月七日に食べるのが春の七草粥です。粥に入れる七種類の野草を全部言える人はどれくらいいるのでしょうか。

七草粥は、すでに平安期から食され、大衆に定着したのは江戸時代とのことですが、もとは中国古来の習俗から来ています。

中国の歳時記に「正月七日俗に七種菜を以って羹《あつもの》を作りこれを食ふ人万病なし」と書かれていて、これがそのまま日本に伝わったのだろうと思われます。羹とは汁もののことです。ちなみに、春の七草は「セリ、ナズナ、ゴギョウ、ハコベラ、ホトケノザ、スズナ、スズシロ」です。その昔には、七草を調理するときにはリズムをとって歌いながら行うのですが、そのときの歌を七草囃子といいます。その歌詞は以下のとおり。

「七草なずな、唐土《とうど》の鳥が日本の土地に渡らぬ先に、トントンぱたりトンぱたり……」

地方によって微妙に歌詞が違うものの、病気を運ぶ鳥が大陸から来ませんようにとの願いがこめられているのは、どこの歌でも同じです。健康ブームの世の中ですが、考えてみれば日本には昔から健康を重視した食の工夫や習慣がきちんと根付いているのだと思います。

入浴中の突然死は世界でもトップクラス

これまでも、信玄や光秀のところで、温泉や石風呂の例をあげ健康への効用について触れてきましたが、秀吉も温泉好きではふたりに負けていません。

神代のころからその成り立ちが知られているほど古い歴史を持つ有馬温泉には、今や秀吉やおねの像が建てられ、大勢の観光客でにぎわっています。安土・桃山の時代、二度に渡る火災の果てに、すっかりさびれてしまった有馬温泉の復旧に努めたのが秀吉でした。以後、千利休やおねを伴ってたびたび有馬を訪れ、茶会などを開き、当時は都かと見まちがうほどに栄えていた地域だったのです。

有馬温泉には鉄分を多く含む赤っぽい金泉と、透明なラジウム泉や炭酸泉を含む銀泉があり、前者は主に皮膚病や神経痛、関節痛などに、後者は便秘や胃弱などの消化器病にいいとされています。おねには子がいなかったので、もしかしたら子宝を期待して通ったのかもしれません。

日本人の温泉好きやその効用はよく知られていますので、ここでは入浴中の突然死を取り上げたいと思います。

突然死というのは病名ではなく、いわば造語のひとつです。瞬間的に、あるいは発症後二十四時間以内に死亡することで、その六〇パーセントは心筋梗塞や狭心症などの心臓病、残りは脳血管障害などが原因です。

高円宮殿下がスポーツ中に倒れ、そのまま亡くなるというショッキングな出来事もありましたが、このような心臓突然死は一年間で五万人にのぼるといわれます。また、突然死のなかでも、入浴中に起きるケースが全体の一割を占めるとのこと、しかも入浴中の突然死は欧米ではほとんどなく日本特有の現象だといいますから、いかに日本人が風呂好きかをうかがい知ることができます。

そのようなことがないよう、温泉や入浴を楽しむには次の事がらを心がけましょう。

一、風呂場だけでなく脱衣場も暖かくしておくこと

二、肩まで入らずみぞおちくらいまで湯につかること

三、上半身が冷えないようにタオルをかけておくこと
四、急に立ち上がらないこと
五、高血圧などがある場合はひとりで入らないこと
六、家族がいれば、入浴前に声をかけておくこと
風呂場同様、厠、つまりトイレも同じです。トイレで発作を起こす例もたびたびありますから、便座が冷たくないように、また和式の場合は不自然な姿勢にならないようにし、手すりなどを使うこと。ちょっとした注意が命を守ります。

本来はストレス解消のために活用する温泉や風呂のはず。リスクを回避し存分にその効用を味わいたいものです。

秀吉前立腺がん説

イカリソウという、メギ科の植物があります。丈三〇～四〇センチの草花で、四月から五月にかけて、薄紅色の、一見ひそやかな感じの花を咲かせます。四枚の花弁が細長い管を形づくっている様が錨に似ていることからこの名がつきました。

さてこのイカリソウ、中国名を「淫羊かく」といいます。一日に一〇〇匹以上のメスと交尾するオスの羊が、むさぼるように食していたことからこの名がつきました。今では、動物実験の結果、イカリソウの茎葉から抽出したイカリノンには、精液の分泌を促進する効能があるこ

とがわかっています。つまり、滋養強壮に使われた薬草というわけです。

淫羊かくは、秀吉愛用の媚薬でした。

よくいわれるように、秀吉ほど側室を持ち、女好きとして知られる武将はありません。日本の戦国時代を紹介した宣教師ルイス・フロイスは、「秀吉は大坂城内に三百人も側室を抱え、城というよりまるで遊郭である」とあきれたように記しました。側室のみならず、乳母から侍女にいたるまで次々と手を出していたところから、このようなオーバーな表現になったと思われます。

秀吉はなかなか子に恵まれませんでしたが、一族の基盤を築き上げることも大将の仕事、手柄であったわけで、そう考えると媚薬を用い、たくさんの女性に手をつける秀吉の気持ちもわからないでもありません。今でいうバイアグラの役割をしたのでしょうが、この類の薬物は、心臓の弱い人や高血圧の人にはおすすめできません。

今話題の前立腺がんは、動物性脂肪の多い食物を好む食生活がその要因といわれますが、男性ホルモンに関連するがんのため、女性との交渉を過剰に好む男性に多発するという研究結果があります。

一方で、中高年以後女性との交渉がまったくないのも、これまた前立腺がんのリスクになるともいわれます。ホルモン分泌は、自律神経と密接な関係がありますから、単にＳＥＸの頻度というよりも、やはりストレスの有無や性生活に対する満足度などが複雑に絡まっているのだろうと思えます（資料編図12）。

また、最近は「睡眠」もひとつの要因として注目され、充実感のない睡眠を長く続けていることが、がん発症に関連するともいわれます。

近年は、社会全体が二十四時間稼動しているかのごとくで、おのずと夜更かしや短い睡眠を余儀なくされるようにもなりました。いわば文明社会が病気の増加に拍車をかけているのかもしれません。

このころは、前立腺がんというもの自体知られてはいなかったと思いますが、だからといってまったくがんが存在しなかったという証拠もありません。

一五九四年、秀吉五十七歳のころには、彼の排尿障害をうかがわせる日記が残っています。前立腺がんの症状は、頻尿や残尿感、ときに失禁などですから、「秀吉、実は前立腺がん説」もあながち見当違いではなさそうです。

血液型で決める戦略

今や、遺髪や血判から血液型を知ることができるようになりました。それによると、秀吉はO型だったそうです。日本人ほど血液型を好んで話題にする国民も珍しいといわれますが、それもお遊び。秀吉とO型気質とをつき合わせて楽しんでみましょう。

一般的にO型は、現実性とバイタリティあふれ、積極的かつ生活力旺盛といわれます。目標を定め、それに向けて一直線。達成力もおおいにあるそうで、まるで秀吉そのものです。

感情は安定していますが、何かのきっかけで一気に崩れてしまうこともあり、この点など、長い間跡継ぎに恵まれなかった秀吉の、茶々との間に子ができたときの喜びようとその危うさを示しているようです。

秀吉は臨終に際し、諸国の大名を集め十一か条の遺言を述べているのですが、このすべてが息子秀頼に関することだったというのですから驚きです。

現実的なわりにロマンティックな面があるのもO型ならでは、茶々の母親である市への執着はよく知られた話で、茶々にその面影を求めていたともいわれます。柴田勝家とはもともと肌が合わなかったのですが、賤ヶ岳の戦いの陰には市の存在があったのでしょう。

O型には、限界まで追い詰められるとその行動と判断力がとたんに危うくなる傾向もありますが、秀吉も次第にヒステリー性格を帯び、利休の切腹をはじめとし、数々の奇行に走るようになります。天下人となりつつあった日々に、次は何を目標にしていいかわからなかったのではないでしょうか。

血液型は、本来は「気質」や「病気のなりやすさ」を示すものではなく、その人の氏名と同様、ひとつのラベルと考えたほうがよさそうですが、一方では血液型ダイエットなるものがアメリカで流行っているようです。それによれば、O型は強靭な消化器を持っているのに、新しい食べ物には適応が難しい、とあります。これもいつまでも粗食を好んだ秀吉にぴったりといえるでしょう。

血液型信奉は、若い女性だけでなく会社の経営者たちが熱心なことも多いようです。人事を血液型で決める社長もいると聞きます。採用不採用を決定するとき、昇進を検討するとき、組織を改革するとき、転勤などあらゆることを血液型ベースで考えるというのですから、社員にしてみればちょっと困ったこともあるかもしれません。

もともと組織の長にある人は、血液型や風水を信じる傾向があります。よく会社の屋上に鳥居があるのを見かけますが、事業がうまくいくように常に信頼できる「何か」が不可欠なのです。それだけトップは孤独であるともいえますね。

もし、血液型が戦国時代にわかっていたら、武将たちは敵の血液型を把握し、戦術を推測したり、逆に裏をかいたりしたかもしれません。

秀吉の死因は「老衰」と記されていることが多いようです。しかし六十二歳という年齢は、当時でも老衰というにはやや若すぎます。他の人の何倍ものパワーで突っ走り天下人となった秀吉ですから、凡人に比べ老いるのも人一倍早かったのかもしれません。

露と落ち　露と消えにし　わが身かな
なにわのことも　夢のまた夢

秀吉と女性たち

○たばこを最初に吸った女性

【茶々（淀殿）】（一五六七?年～一六一五年）

数多い秀吉の側室の中で、ただひとり子どもに恵まれたのが茶々でした。他の側室がかすむほどに彼女の存在は強烈、正室のおねと比べられることもたびたびあります。

茶々の母親は美人の誉れ高いお市の方、織田信長の妹です。秀吉が、お市の方に横恋慕していたのは有名な話、茶々にお市の面影を求めて側室にしたのだろうという憶測も、難なく信じることができます。

ただし、この時代にありがちなのですが、茶々の肖像画は残っていないといわれます。たぶんこれがそうかなと思われるものはあるものの、決定的な確信があるわけではないのです。

確かに母親の市は美人でしたが、茶々が美人だというのはあまり耳にしたことがありません。父親は浅井長政、もし父親に似ていたなら、やはり美女とはすんなり認めがたい気持ちになります。ただ、顔かたちは違っても全体に漂う雰囲気やちょっとした立ち居振る舞いは母娘ならよく似ていることも多いもの。いずれにしろ、秀吉が茶々とその母である市を重ねて見たのは間違いないところでしょう。

戦国時代にタバコがブームとなったのは先に触れたとおりですが、女性で最初にタバコを吸ったのがこの茶々だといわれます。ただし、当時のタバコは「薬」という認識であり、決して嗜好品として吸っていたわけではありませんでした。おいしそうに吸うというよりも、たばこ独特の刺激臭を体にいいと信じてたしなんでいたのだと思われます。

女性のタバコへの影響は、昨今しきりにいわれますが、その効なく、男性の喫煙率は下がる一方なのに、女性のそれは若干上昇傾向にあります。トイレで吸殻を目にすることもよくありますし、くわえタバコも珍しくなくなりました。

タバコの美容への影響はすこぶる大きく、シワやシミ、肌荒れの原因になります。タバコの害が目に見えて表れるのは十年も二十年も先なので油断しがちですが、気がついたときにはすでに手遅れ、喫煙女性は同年代の女性よりもはるかに老けて見えることがあります。

賢夫人といわれるおねに比べ、茶々の評判はあまりよくありません。秀頼を跡継ぎにしたいばかりに彼女なりの策略をめぐらすのですが、結局最後には家康に敗れ、大坂城で自害に追い込まれます。秀頼は本当に秀吉の子どもだったのか、という疑いの目を向けられることもしょっちゅう。それればかりか実は淀は生きていたという言い伝えも残っているのです。乱世の時代に伝説を残すとは、女性としてはあっぱれ、なのかもしれません。


【おね（北政所）】（一五四八年〜一六二四年）

○温泉や沐浴で健康維持に努める
秀吉のみならず、おねも温泉が大好きでした。

安土桃山時代、災害などの影響ですっかりさびれていた有馬温泉を復興したのが秀吉でした。おねは秀吉とともに、湯治のためにたびたびこの地を訪ねています。

おねはもともと体が丈夫な女性でしたが、決して健康に気を使わなかったわけではありません。夫婦で温泉地を訪ねる以外にも、日頃の沐浴で健康の維持をこころがけました。湯治の沐浴には多くの心得がありました。たとえば「頻繁に湯を浴びたり髪を洗うこと」、また、「空腹時や満腹時の沐浴」は、控えよとされていました。

前者は、湯治の人々が多い一方、衛生環境も今ほど整っていなかったので、沐浴後に体が冷えて風邪を引かないための用心です。現代はおねの時代とは比較にならないほど便利になりましたが、入浴後にクーラーに当たり過ぎてうっかり風邪をひかないように、ぬるめのお湯の半身浴で温まりたいものです。後者のいましめは、胃酸過多症や消化不良にならないための知恵です。これは現代にも通じる入浴心得でもあります。

また毎月一回、薬湯浴の日も定められていました。この日に解熱、強壮作用のあるクコの葉を煎じた湯で沐浴をすると、皮膚がつややかになり、病知らずで老けにくくなるといわれていました。クコの葉は現代でも薬湯や健康茶に用いられています。

最近は、あちこちで「足湯」を見かけます。これが意外に人気で、たくさんの人々で賑わっているのをよく目にします。全身浴と違う足湯のメリットは何なのでしょうか。

まずひとつには、靴下と靴を脱げばすぐに湯に浸かれる手軽さがあります。二つめは、足だけと思いきや、いつのまにか全身がぽかぽかします。江戸時代に書かれた「温泉の入り方」というハウツー本では、むしろ足だけだとのぼせてしまうので禁忌になっているほどです。現代の研究でも、足の末梢血管を温めると全身の血行をよくすることが証明されています。

三つめは、全身浴に比較し健康上のリスクが少ないことでしょう。血圧の高い人や高齢者、心臓に自信のない人でも気軽に楽しめるというわけです。

さらにいえば、足湯を楽しみながら、見知らぬ人々との会話が弾むこともあります。裸よりむしろ足湯のほうがコミュニケーションがスムーズに進むように思えます。

どこでも気軽に、をめざした足湯におねも負けてはいません。

おねは、外出先でも沐浴の心得を守りつつ沐浴が楽しめるように、移動式の風呂桶である「道中風呂」を愛用していました。おねにゆかりのある岡山県の木下家には、家紋入りの「道中風呂」が現存しています。

温泉や沐浴で健康維持に努めたおね。彼女は生涯大きな病気を患うことなく、七十六歳の人生をまっとうしたのでした。

山内一豊

一五四五年〜一六〇五年。姉川の戦いで初陣を飾ったあと、刀根坂の戦いで認められ織田信長から四〇〇石の領地をもらう。一六〇〇年の関ヶ原の戦いではいち早く家康の東軍につくことを表明し、家康から気に入られる。一六〇三年に土佐城主となるが、一連の手柄にはつねに良妻といわれる妻・千代の存在があった。

馬油で感染から守る

山内一豊にまつわるエピソードはいくつかありますが、いずれも歴史家にいわせれば「マユツバ」ものだそう。とくに妻である千代がへそくりを差し出し、名馬を買ったというもっとも有名な話については、その時代背景や内容からみて、明らかにおかしな点があるようです。が、そのような周囲の声はどこへやら、いまや山内一豊といえば、その武将としての評価より、妻の賢妻ぶりばかりが話題になるのですから、歴史や人々の意識とはおかしなものだと思います。そうはいっても、ドラマの主人公にまで抜擢される武将です。何がしか人をひきつける力があったのでしょう。ここは医療や健康といった観点から山内一豊とその妻を見てみたいと思います。

一豊が織田信長に仕えていたころ、浅井・朝倉連合軍との戦いの際に朝倉勢にあって当時勇将として名高かった三段崎《みたざき》勘右衛門為之と遭遇します。一豊は、四、五メートルという至近距離から矢で打たれ重傷を負いますが、打たれたあとも敵にひるむことなくさらに立ち向かっていったといわれ、その勇敢ぶりは信長の耳にも入ることとなります。

そのときの傷は、左の瞳とまなじりの間から右の奥歯まで貫通するという、なんとも残酷ないでたちです。しかし、意識ははっきりしており、駆けつけた家臣に矢を抜かせるのですが、このときの様子がまたすごい。深く顔面に突き刺さった矢はちょっとやそっとの力では抜けませんでした。一豊にいわれるまま、やむなくその顔を草履で踏みつけ、ようやく抜くことができたといいます。そのときの鏃《やじり》と家臣の草履は、安芸市立歴史民俗資料館に納められていますから、この死闘がいかに高く評価されたかがうかがえます。

しかし、それだけの大けがをいったいどのようにして治したのでしょうか。当時、刃物による負傷は「金創」と呼び、手当てをする人を「金創医」といいました。もちろんきちんとしたトレーニングをしたわけではなく、見よう見まねで傷を治すにわか医者でしたから、そのなかには怪しげなところもあったと思われます。

一豊の傷は、急所は外れているものの相当に深く、また抜いた後の痛みもしばらく続いたと想像できます。

外傷にはまず消毒、これは基本です。当時の消毒薬とはつまり酒です。酒を傷口に吹きかける様は、テレビなどでもよく目にします。

そして次に、殺菌作用の強い馬油《ばあゆ》を塗りこんだのではないでしょうか。馬の油は他の動物のそれとは違い、強烈な浸透力がありますので、表面のみならず皮膚の深いところまで染み込み、菌を油の中にしっかり封じ込めてしまうのです。

傷を治療する際、いちばん怖いのは感染ですから、馬油を用いることで感染防止につながったのでしょう。また、もしかしたら金箔を貼ったかもしれません。このころから江戸時代にかけ、金を薄く伸ばし傷口に貼る治療は珍しくありませんでした。

応急処置とはいえ、理にかなった治療を受けたであろう一豊、これだけの傷を受けながら生きながらえたあたり、類まれな強運の持ち主といっていいかもしれません。

文字どおり突然襲う「突然死」

さして目だった活躍があるわけでもないのに、一応戦国武将としてその名が高いのは、妻千代の内助の功ゆえといわれる一豊。しかし、もうひとつ見るべきところは、一豊の「分をわきまえる」性分にあるのではないでしょうか。

話題にのぼる「華ある」武将たちというのは、天下を取るという夢を持ち、その夢をかなえるために戦略を練り、人を裏切ったり逆に裏切られたりを繰り返しながら生きています。ところが、一豊にいたってはその種の生臭さや野望というものがさほど感じられません。下克上の世とはいえ、武将の全員が天下を取る夢を追っていたわけではありません。まあ「そこそこ」というところで満足していた武将たちも決して少なくなかったことでしょう。

一豊は、信長、秀吉、家康に仕え、彼らに認められることで着々と石高を増やしていきます。人を落としいれたり裏をかいたりということをほとんどせずに、与えられた環境にすっぽり身をすべらせ、ひたすら責任を果たそうというあたりに安心感が漂います。

信長などは、一豊の父・山内盛豊が家臣として仕えていた岩倉織田氏を打ち破った、いわば敵にあたる人間です。一豊でない人間であったら、信長に仕えることはあり得なかったかもしれないのです。

一豊は戦国時代の数々の戦いに参戦した後、土佐入りし、高知城の建設をスタートさせます。この間、浦戸一揆の後始末や自身の跡取り問題など頭の痛い出来事がありました。もしかしたらこれら一連の課題への取り組みは、一豊の「分」を超えていたのではないでしょうか。

さてこれからという一六〇五年九月、一豊は六十一歳にして高知城であっけなく死んでしまいます。あまりに唐突な死でしたが、これにもとくに疑問や不穏な動きを指摘されているわけではなく、単に「急死」と表現されているのみです。

今では急死とは「突然死」を指します。厳密にいえば、症状が出てから二十四時間以内に死にいたるケースをいい、発作は睡眠中と入浴中に起こる傾向があります。それまで病気もちだったわけでもないのに突然死にいたるのはいったいなぜか、現代医学においてもその原因はよくわかっていません。ただ本人の自覚症状がなかっただけで、実は血圧の変動が激しかったり脳血管に狭窄があったりしたところに急激なストレスや過度な疲労が加わったときに、心筋梗塞や脳血管障害を引き起こす可能性はおおいにあります。おそらく一豊も、本人の気づかないうちに体内に何らかのひずみが生じていたのでしょう。

家を建てたとたんに主が死んでしまうという話をよく耳にします。家を建てるのは男子一生の仕事といわれた時代がありました。ようやく夢をかなえ責任を果たせた……という安息感を得たと同時に、張り詰めていた糸が切れ、それまでの心身の疲れが突然の死につながるということなのでしょうか。その死を見ても、やはり一豊は「普通のひと」、そんな気がしてなりません。

医療の本筋は苦痛からの解放

一豊について語ろうとすれば、内助の功として有名な妻・千代に触れずにはいられません。といってもその名は千代ではなく「まつ」だったとの説があり、女性は家系図に名が記載されなかった時代であったことを考えると、これほど著名な女性であっても似たようなものかと少し驚かされてしまいます。それどころか出自に関しても三つの説があり、その証拠に岐阜県郡上郡にも高知県高知市にも馬を携えた千代像が建立されています。

貧しかった新婚時代に、千代がへそくりを出し一豊が欲しがった名馬を購入したというエピソードは、その真偽のほどが問われている一方で、あたかも真実のように根強く語られてきました。その名馬に目をとめた信長の誉め言葉がセットになり、この話は一豊と千代を夫婦としてまとめて評価し、後世にその名をとどめるにいたる壮大なお伽噺の誕生の発端となったのです。

へそくりを出して馬を買ったことがそんなに珍しいのでしょうか。それはこのへそくりの額が桁はずれのものだったからだといわれます。へそくりといっても嫁入りの際の持参金なのですが、これが「黄金十枚」となっているのです。黄金十枚がどれだけの価値があるのか換算するのは難しいのですが、少なくとも貧しい武士に嫁いだ若妻が手にすることなど有り得なかったほどの富であったのは確かです。

千代は、一豊が死んで以後十年を経て死去します。何らかの病であったのでしょうが、病名は定かではありません。

現代医学は「診断学」と言い換えることができます。つまり、病名を確定するまでの検査技術には目を瞠るものがありますが、いざ治療となると途端にあやしい。治療の効果が個体の性質に左右されることを考慮しても、診断はついたけど自覚症状は消えていないといった不可解な状況が生まれています。

いったい医学というのは誰のためにあるのでしょうか。現在の医療制度のもとでは、苦痛を訴えた人に対し、その原因を追究しようとするあまり過度な検査を重ねることに、まずは熱心にならざるを得ません。苦しい検査を経てやっとの思いで病名が確定しても、では治療法が確立されているのか、治療することが果たして苦痛を取り除くことにつながるのかといえば、決してそういうわけではないのです。本来人々はなぜ病院へ行くかといえば、心身に発生した苦痛を何とかしてほしいと願うからにほかなりません。それが制度や専門家の手に委ねられた結果、素朴な願いがいつのまにかどこかに追いやられていく現状を見ると、医療そのものがいびつになりつつあるように思えます。

千代のみならず、病名はわからないものの「病に伏す」と表記されている人々はとても多い。加齢とともに、心身が衰え調子が悪くなっていくのは当たり前のことです。ならば、診断をつけることに熱心になるのではなく、痛みや苦しさを少しでも和らげることにもっと専念し静かに寿命をまっとうできるよう導く――。それが医療の本筋ではないでしょうか。配偶者の死はいちばんのストレスといわれます。一豊亡きあと、千代が少しでも穏やかで安らかなときを過ごしたことを祈るばかりです。

伊達政宗

一五六七年～一六三六年。東北のプリンス大名。独眼竜政宗の名で知られ、歴女たちにもっとも人気のある武将のひとり。片目を失ったことが原因なのか、実の母親に嫌われ毒を盛られるというエピソードもある。関ヶ原の戦いでは家康側につき、その後六十万石の領地を得る。三大将軍家光のお守役をも務めた、戦国武将のなかでは長生きをした武将である。

仙台味噌は栄養の宝庫

赤味噌といえば、愛知県三河地方の八丁味噌を指すのだとばかり思っていましたが、宮城県仙台にも「仙台味噌」と呼ばれる赤味噌がありました。

仙台味噌は、東北地方の名将・伊達政宗が兵糧用に研究して造ったことに端を発しています。以後伊達藩として御味噌蔵のもと、地域産業の発展を目的に味噌造りの指導を続け、三百年以上もの長い間人々に親しまれてきました。

このころ各地で兵糧用の保存食が研究されていましたが、仙台味噌もそのひとつ、戦続きの兵士たちにとっての重要なカロリー源として重宝されました。とくに政宗による仙台味噌は、温度調節をしない自然発酵が特徴で、なかには三年間発酵させるものもあり、その品質は今日でも高く評価されています。今流行の「スローフード」の原点なのです。

江戸時代には、「医者に金を払うよりも、みそ屋に払え」といわれたほどの味噌です（資料編図13）。その主な効用は大豆にありました。大豆に含まれるたんぱく質は、血管の弾力性を保持し、コレステロールを調整するので、動脈硬化予防に最適です。

また、活性酸素の還元を担うビタミンB_2、造血作用や神経疲労防止に優れたビタミンB_{12}、老化を予防するビタミンEなどを豊富に含みます。

最近では、大豆のイソフラボンが女性ホルモンと似た構造をしているところから、更年期やホルモンバランスの崩れやすい女性たちから人気を集めています。

たとえば、身近な食材では豆腐なら半丁、納豆なら一パックのいずれかを毎日食べると、更年期症状などの緩和に役立つともいわれます。

味噌は、江戸時代から、体を温め、血流を促し、百薬の毒を消すとまでいわれた健康食品だったのです。

一方で、日本人にもっとも多いがん、胃がんの原因のひとつとして近年はその摂り過ぎや味付けの濃さが注目されるようになりました。確かに、塩分の摂り過ぎはがんや生活習慣病のもと、といわれることから、また欧米の食生活が定着しつつあることからも、味噌は健康の面からやや敬遠されるようにもなってきました。

東北地方では胃がんの発症率が全国でも高かったのですが、食生活の改善により胃がんにかかる人は年々減少気味、その反面、最近では動物性脂肪による大腸がんが増えてきています。

高血圧も誘発することから、塩分の過剰摂取はあまりおすすめできませんが、味噌の効用はもっと見直されてもいいのではないでしょうか。味噌汁を毎日飲んでいる人ほど生活習慣病になりにくいといった研究結果もあります。何ごともバランスが大事ですが、何といっても日本の味噌は、和食にはなくてはならない貴重な食材としての歴史があるのです。

仙台味噌を一度だけ味わったことがありますが、そのまろやかさはまさに絶品、八丁味噌とはまた違った舌触りが印象的でした。

今に生きる天然痘ウィルス

政宗は、出羽米沢城主である伊達輝宗の長男として生まれ、その後歴史に残る数々の戦で名を馳せ、東北の若き覇者とも戦国時代最後の武将とも呼ばれています。

「独眼竜政宗」といわれるとおり、政宗の右目は失明していました。これは、疱瘡によって飛び出た右目を苦にした政宗の命に従い、政宗の名補佐役である片倉小十郎が小刀で叩き潰したためです。他の者が恐れて手出しをしなかったものを、この小十郎だけが進み出て行為に及んだエピソードは、今でも語り草となっているようです。

隻眼の英雄といえば、武田信玄の軍神である「山本勘助」もそうでした。数年前にこの山本勘助を主人公にしたＮＨＫの大河ドラマがありましたが、武将というより異形の天才である勘助を主人公に仕立てたことに驚かされたものです。

勘助の場合は、病気というより修行の際の負傷が元だといわれますが、本当のところはわかりません。

目の病気というのは、戦国時代から江戸時代にかけて、もっとも庶民を悩ませた病気でした。伊達政宗のように、疱瘡の後遺症というのは珍しく、多かったのは夜盲症、結膜炎とか白内障、複視などで、不潔な手で触ることで病原体に感染するケースもあったでしょう。

江戸時代までは、視覚障害者による自治的組織があり、検校や別当、座頭などの官位が付与され重大な仕事を任されていました。かつては、障害のある人々は神様の使いとされ重宝された時代もありました。

現在の視覚障害の原因で緑内障に次いで多いのが糖尿病です。糖尿病の合併症のひとつですが、網膜の毛細血管がダメージを受けるために起こります。そのほかには遺伝的疾患、交通事故や労働災害などによるものがあげられます。

光秀の妻・熙子や政宗を悩ませた疱瘡というのは現在ではあまり馴染みがなくなりました。ジェンナーが発明した種痘が普及し、疱瘡は撲滅したと、一九八〇年にＷＨＯが宣言したからです。

すでに根絶に成功していたはずの疱瘡ですが、最近になって再び注目されるようになりました。イラクが生物兵器として天然痘ウィルスをばら撒くという情報が飛び出したからです。確かに痘瘡の患者はゼロになったかもしれませんが、ウィルスは密かに存在していたことになります。実際に、一七五四年の北アメリカにおける戦争で、英国軍はインディアンに対してこのウィルスを兵器として使い、インディアンの半数が亡くなったといわれています。

もし、今回のイラク情報が事実なら、タンソ菌よりはるかに恐ろしい兵器になりえるわけで、アメリカで慌ててワクチンを打ち始めたのも納得がいく話です。

政宗の目を奪った天然痘ウィルスが、四百年以上を経てなお「バイオテロ」という恐ろしい敵に生まれ変わったことになり、あらためて人間の非力さと懲りない愚かさを見せつけられているように思えてなりません。

乗馬で転倒防止

たとえば、武田信玄なら「きつつきの戦法」、上杉謙信なら「車がかりの陣」というように、武将にはそれぞれ代表的な戦法があります。

伊達政宗の場合のそれは、騎馬鉄砲隊でした。東北は昔から馬の産地として知られていることもあり、政宗は信長の三段構えの鉄砲銃陣にヒントを得て騎馬鉄砲隊を作ったといわれます。軍団の編成が、槍や弓に替わって鉄砲が主流となっていたのは確かで、戦国時代最後の戦いである大坂冬・夏の陣では、政宗によって大量の鉄砲が持ち込まれ、大銃撃戦が展開されました。

騎馬鉄砲隊は、馬を走らせながら馬上から銃弾を撃つ方法で、かなり熟練した技術が求められますが、それだけ命中率も高く敵を混乱させるのには最適です。疾走する馬に跨っていながら鉄砲を操るとは、いかにも劇画風です。

余談ですが、黒澤明監督の映画「隠し砦の三悪人」には、これを彷彿とさせる有名な場面があります。三船敏郎扮する侍が、走る馬の上から次々と馬上の敵をなぎ倒すのですが、圧倒的なスピード感と躍動感が素晴らしく、どうやって撮影したのか当時から話題になりました。

馬を自由自在に動かすためには、手綱というよりも足の力が必要になります。これを「脚《きゃく》を使う」といい、乗馬に親しむことは、自然と下半身を鍛えることにつながります。最近では、リハビリテーションを目的とした乗馬が注目されているようで、乗馬は実に奥の深いスポーツなのだといえます。乗馬でなくても、歩くことでかなり健康的な体を維持することができます。その際に気をつけることは、歩幅を大きくとることです。歩幅の目安はおよそ身長マイナス百で、身長が百六〇センチならほどよい歩幅は六〇センチということになりますが、健康を意識した歩き方をめざすなら、それより五～一〇センチ大きく幅をとるように心がけてください。大股で歩く習慣がつけば、乗馬に匹敵するほど腰から足にかけて力がつくはずです。

長寿国になったのは喜ばしいことなのですが、加齢による様々な不都合も懸念されるようになりました。たとえば足腰の衰えです。最近は「ロコモティブ・シンドローム」、つまり運動器の障害によって要介護になる可能性の高い状態を意味する呼び名も登場しました。このシンドロームは以下の項目をチェックすることでわかります。

①立ったまま靴下が履けない。
②階段を昇るとき、手すりを使う。
③一回の青信号で渡れない。
④家の中で転んだり滑ったりする。
⑤片足で十五秒以上立っていられない。
いかがでしょう。このなかのひとつでも該当する人は、ちょっと本気で足腰を鍛える運動にチャレンジすることをおすすめします。

粋なスモーカーたち

政宗が、タバコ好きであったというのはよく知られた話です。

以前にもたびたび触れていますが、このころは現代のようにタバコの健康被害はわかっておらず、それどころかタバコは薬として認識されていました。

一六一八年、落合観音堂の別当が政宗にタバコを献上したときから、政宗はそれを「薬」として規則正しくのんでいたのです。朝起きたとき、昼、就寝前の日に三回、一回につき三服〜五服のタバコを毎日続けていました。

タバコの係と称するものが、政宗の左脇から袱紗《ふくさ》に包んだキセルをそっと差し出すと、それをおもむろに吸い、その後政宗みずから細い竹製の棒で灰の掃除をし、キセルを元通りに収めていました。

政宗が愛用していたキセルは、六三〜七〇センチほどの長いもので、まっすぐではなく美しいカーブを描いています。象牙でできたタバコ入れも火をつけるロウソク立ても神々しく、まるで儀式のように静かにタバコを吸っていたのでした。これではまるでタバコを吸うというよりもお茶やお花のような「道」の世界です。

タバコを何の薬と考えていたのかはわかりませんが、「伊達だね」という言葉の由来がおしゃれで知られた伊達家にあるように、タバコを吸うのもひとつのステータスであり、粋なたしなみとして考えられていたのでしょう。

タバコの似合うスターといえば、「カサブランカ」のハンフリー・ボガードをあげる人が多いですね。タバコなくしてはこの映画はあり得ないと言い切る人もいます。

女性なら、ジャンヌ・モローでしょうか。アンニュイな雰囲気がなんともいえずセクシーであんな風にタバコを吸ってみたいと思わせます。

そういえば、「ティファニーで朝食を」のオードリー・ヘップバーンも長いキセルを手にしていました。こちらはセクシーというよりおしゃれなファッションといった様相でした。

日本でも、映画の中のタバコは、演技があまりうまくない俳優たちにとっては格好の小道具でした。確かに、物語の「間」や「含み」を表現するにはぴったりのアイテムかもしれません。

さて、優れた戦国武将たちが、戦うことや人民の掌握だけでなく、学問や文芸にも秀でていた例はいくつか紹介してきましたが、そのなかでも政宗は抜きん出ていました。能や香道、書道などどれをとっても天下一品、とくに和歌の腕前は第一級であり、居合わせた人々の心を釘付けにしたといわれます。武将は、ただ戦に強いだけでは駄目で、教養を武器にして社交の場でもセンスを発揮せねばなりませんでしたが、まさしく政宗は両方を備えた武将だったのです。

最近は、タバコを吸う人のマナーに関心が寄せられていますが、歩きタバコなどは粋でもかっこよくもなく、ただ迷惑なだけ。そんな喫煙者は少し政宗を見習うとよいでしょう。

歴史ある「脈診」

政宗は東北きっての戦国武将でありながら、知的な青年貴公子といったイメージもあります。それは、前に触れたように、武道だけでなく和歌や詩歌にも卓越した才能を持つ教養人だったからでしょう。政宗は、毎日決まった時間に自分で脈拍を測っていました。平常の脈を知らないでいては病気の際に役に立たない、というのが自説であり、事実、具合の悪いときにはみずから脈を測り「心に合わぬ」といって医者を呼び、薬を調合させていました。

脈は、体温や血圧同様の「バイタル・サイン」であり、体の調子を診る際の初歩的な情報を発信しています。脈を測ることは、心臓の働きを知るとともに全身状態の変化を推し量るための大切な医療行為です。

正常な脈拍は一分間に六十五~八十五回、しっかりした規則正しい拍動です。これに対し、一分間に百を超えた場合を頻脈、逆に五十回以下を徐脈といいます。また、脈拍が不規則な場合を不整脈といい、いずれもすぐに重篤な病気があると断定はできないものの血圧や心臓の機能などを詳しく調べたほうがいい状態です。

病気でなくても、緊張したときや不安な際には脈は速く打ちます。また運動や食事、入浴後には脈が百前後になることもあり、習慣として脈を測るなら、決まった時間にリラックスした姿勢で測定することが必要です。一般的には利き腕の反対の手首に、人差し指、中指、薬指の三本を軽くあて、一分間測ります。速さだけでなく、拍動にほどよい力とリズム感があるかなどの微妙な変化を観察します。

脈拍は、救急時の対処の際にも重要なポイントとなります。たとえば、人が倒れているときなどには顎を上げ、頸部の動脈を人差し指と中指で触れてその有無を確認しますが、呼吸もなく、脈も五秒以上触れないとなれば、心臓は停止していると考え蘇生術を行わなければなりません。本当は救急処置は難しいものではなく、誰でもが心得ておかねばならないものなのです。

脈拍を重視する診断法として、「脈診」があります。中国の伝統的な方法で、ほかには望診、聞診、問診があり、あわせて四診と呼ばれています。望診とは、体型や皮膚の色、つや等を診ますが、舌を調べる舌診はここに入ります。聞診は、読んで字のごとく声の状態や体臭で診察します。また、問診は病理に関する質問をして病態を把握しようとするものです。脈診は、人間の体には、血や気が流れるルートが十二あり、それぞれの拍動に触れることによって心身の健康を推し量るというものです。中国でいちばん古い医学書「黄帝内経《こうていないけい》」でも脈診で病態を把握する方法が中心となっています。

最近は、医者が患者の顔を見ず、体にも触れず、パソコンの画面しか見ていないことに不満を訴える患者の声をよく耳にします。患者の声に耳を傾け、体に触れるという医療の基本が薄れていくのはおかしなことだと思います。

政宗は、自分の脈から健康状態を把握し、医者に薬をつくらせたり指示を与えたりしていました。「患者中心の医療」とは、こういう姿を指すのかもしれません。

アスタキサンチンと食物連鎖

伊達家には代々、伝統的な正月膳が伝わっており、「元日祝儀料理」としてその献立が詳細に残されています。仙台藩公儀使の大童信太夫の覚書によれば、いずれも仙台ならではの食材を駆使し、料理法や味、香りや色のバランスなどに創意工夫が見られます。

たとえば、ほや、鯨、かまぼこ、納豆、仙台味噌のあえもの、鮑、などなど海や山の産物が盛りだくさん。これに白鳥で出汁をとった雑煮、そして政宗が好んだ酒が加わって、大変豪華な御膳となります。また、領内は、阿武隈川、名取川、広瀬川などの川に恵まれ、川を遡るサケはとくに海の幸のなかでもさまざまに料理され愛された魚でした。

サケは、イワシやアジとともに比較的日本人にとって身近なものです。焼いたり蒸したりムニエルにしたり、また鍋物の材料としても使われています。

このサケが、近年がん予防に効果ありと注目されているのです。サケには、アスタキサンチンという、筋肉カロテノイド色素を構成する主成分が含まれています。これは、カニやエビの甲羅にもありますが、いずれも通常食べることはまずありません。サケは、食べる身そのものにアスタキサンチンを含有する唯一の魚といわれています。

アスタキサンチンは、活性酸素を抑制する抗酸化物質で、話題となった赤ワインのポリフェノールと同等の効用があるのです。活性酸素とは、体中に発生し、すべての細胞の老化を促進させ、生活習慣病にかかりやすくする性質を持っています。つまりサケを食べることは、細胞の老化を防ぎ、がんや糖尿病、動脈硬化の予防になるのです
この赤いアスタキサンチンの色素は藻から産生されます。海の藻や微生物などは、強い紫外線からみずからを守るために抗酸化作用を持つアスタキサンチンを作っていることがわかっています。

藻などを食べる魚類や甲殻類は、今度は自分の酸化を防ぐためにこれを色素として活用し、最後に人間が食べてその健康を維持している……。アスタキサンチンは食物連鎖によって下位から上位へとつながっていることになります。人間は、魚や甲殻類を昔から口にしていたはずですから、アスタキサンチンは天然のカロテノイドとして地球上の植物や動物の命を支えてきたのです。

サケは川の流れに逆らって川上へとのぼっていきますが、その際に体内に大量の活性酸素が発生します。このとき、アスタキサンチンは、筋肉細胞を活性酸素から守る役割をしているのです。

そのほかサケは低カロリーかつ高たんぱく質のため、ヘルシーな食材としても重宝されていますし、カルシウムの吸収を助けるビタミンDが、イワシの三倍も含まれています。

そういえば、かつて新巻鮭といえばお歳暮の代表格でした。もともとは江戸時代に徳川家にサケを献上したことが発端らしいのですが、今では手軽なタオルセットや商品券などにその座を奪われつつあります。お歳暮や正月の風景が様変わりするのと同じように、一匹まるごとのサケを食する文化が徐々にすたれていく様子は、さすがに寂しい気がします。

厳かなる「行水」

政宗は、気配りの人であったといわれます。

たとえば、自分が出かけている間は家来たちがくつろいでいることを思いやって、帰る際には門の近くでわざと大声でおしゃべりして帰宅を知らせたり、奉公人たちがときどき休むのは、つらい仕事をこなすためには必要なことだと説いたり、といった具合です。

しかし、神経の細やかな分、政宗自身にストレスがたまります。どのようにしてその解消に努めていたのでしょうか。

ひとつは閑所、つまりトイレです。二畳敷きの閑所は、政宗が書状や日記を書き、朝の献立をチェックし、ひとり思索にふけることのできる唯一の空間でした。いったん入ってしまうと、一時間から二時間もの間閉じこもっているのが常で、他人への心配りに長けていた一方、この狭い部屋でひとり過ごすひとときが是非とも必要だったと思われます。

今でもトイレで新聞や漫画を読んだりする人がいますが、トイレという狭い空間は、ひとりになるにはぴったりの場所なのかもしれません。

また、政宗は朝晩の一日に二回、行水をする習慣がありました。しかも一年中欠かさなかったといいますからたいしたものです。今でも、行水はストレス解消に適している入浴法で、この場合、四四℃程度の熱い湯にさっとつかった後、体や手足を摩擦し、頭にのぼった血を体に戻すようにします。行水やその後の摩擦は、皮膚を丈夫にし、冬でも風邪を引きにくい体質にする働きがあります。

ところで、行水はもとは仏教用語でした。日本では、神事や仏事の際に身を清める風習があります。神社に行くと、必ず手水場があり、そこで手を洗い口をゆすぎますが、これも行水の一種です。

ひと昔前は、家の中に風呂などなく、皆銭湯に通っていました。それができないときや夏の暑い日にはタライや大きな桶に水やお湯を入れて、その中で体を洗っていました。行水といえば、身を清める仏教用語としての行水よりも、こちらのほうがより身近なイメージです。

また、夏の行水は涼を求めるため、俳句では行水は夏の季語にもなっています。現在、人々はどんなストレス解消に励んでいるのでしょうか。

いくつかのアンケート結果からわかったことは、いちばん多いのが「寝る」ことでした。確かに睡眠は最大の休養、嫌なことを考えなくてもいいし、リラックスできて体も軽くなります。次いで多い方法が、テレビやラジオ、酒を飲む、人とおしゃべりする、食べる、運動する、などでした。

調査によってはメールやパソコンといった項目も上位に挙がっているものがあり、いかにも今ふう、といった感じです。変わったところでは叫ぶ、モノを壊す、など物騒な解消法を挙げた人もいました。

政宗も酒でストレス解消に努めた様子がうかがえます。時代が変わっても、人間のストレス発散法に大きな変化はないのかもしれません。

床の上の武将

政宗の健康法は、つきつめれば「食べ方」と「腹を立てない」ことにあったよう、つまり朝夕の食事は腹八分目を守り、欲しくないものや好きでないものには手をつけないことを、まずは信条としていました。また、腹を立てずに平常心を保つように心がけるのも大切であると考えていました。

戦国の世にあって、明日の命も知れぬ身でありながら、長生きをしなければいい思いもできないと述べており、政宗らしい明断で冷静な人生観を持っていたようです。

そんな政宗にも死は確実にやってきました。以前から、ものを食べるとむせたり、食事がスムーズに喉を通らないことがたびたびあったようですが、これらは食道がんの初期症状かと思われます。

日本人にもっとも多いがんは胃がんで、その発生数は毎年約一万人が罹患する食道がんの八倍もの数にのぼります。そのぶん、早期発見のための検診方法や開腹せずに手術ができる技術開発の研究が積極的に行われてきました。一方食道がんは、食道の周囲に気管、気管支や肺、大動脈、心臓など重要な臓器が近接しているために転移が起こりやすく、また早期発見も難しいがんとして知られています。たばこや酒を好む五十歳代以上の男性に多いがんですから、まさしく政宗にあてはまります。

食道から胃への入り口部分を噴門部といいますが、政宗のがんはこのあたりにできていたようでした。がんは徐々に広がっていき、最後にはがん性の腹膜炎を併発しています。腹水のため腹部だけが異様に膨張し、亡くなるころのウェストは一メートル二〇センチもあったといわれます。

さぞかし苦しかったことでしょうが、そんななかで政宗は、てっきり戦場で命を落とすと思っていたものが、病に倒れ床の上にある我が身を嘆き、涙を流したといいます。最後は、介助されながら小用をすませたあと、西に向かって合掌し、そのまま倒れて息絶えました。

辞世の句もさることながら、この時代の武将たちは「遺訓」を残すことが多くありました。いまでいう死生観でしょうか。正宗の遺訓には以下のようなものがあり、現代人が忘れてしまった宗教感を交え、感慨深く胸に染みわたります。

「……気長く心穏やかにして、よろずに倹約を用い金銀を備ふべし。倹約の仕方は不自由なるを忍ぶにあり、この世に客に来たと思へば何の苦しみもなし。朝夕の食事はうまからずとも褒めて食ふべし。元来客の身に成れば好き嫌ひは申されまじ。今日行くをおくり、子孫兄弟によく挨拶して、娑婆の御暇申すがよし」

この世に客に来たと思ったらどんな苦難も取るに足らない……。そんな風に思うことができれば、日頃の悩み苦しみもどこかに吹っ飛んでしまうかもしれません。政宗七十歳、江戸の伊達屋敷の遺体は、その後仙台まで運ばれ、経ヶ峰に埋葬されたのでした。

曇りなき　こころの月を先立てて
浮世の闇を　照らしてぞ行く

石田三成

一五六〇年～一六〇〇年。従来の評価と異なり「歴女」たちからの人気はトップクラス。秀吉に仕えたのち、その恩顧に報いるために生きた忠義の武将と評される。政治家タイプと揶揄されることも多いが、義理人情に厚く、友を大切にする一面もあり、関ヶ原の戦いで西軍についた大名たちは三成のために果敢に戦ったと伝えられる。

出会いも別れも茶とともに

石田三成といえば、関ヶ原の戦いでの敗者のイメージばかりが先行していましたが、それはあくまで戦に勝った徳川家からみた歴史観に過ぎず、評価が客観的ではないという見解を目にすることが増えました。

三成は、一五六〇年、石田正継の次男として現在の滋賀県長浜に生まれ、幼いころは佐吉と呼ばれていました。十五歳のころに隣村の寺で修行中に羽柴秀吉に認められ、以後死ぬまで豊臣政権の中心に居続けました。

三成の人物評としてもっともよく知られているのは、小瀬甫庵《おぜほあん》が太閤の言葉として述べた、「三成は諫《いさめ》について我が気色を取らず。諸事姿有るを好みし者なり」でしょうか。つまり、自分の上司であっても、間違っていることはきちんと正すことができ、真面目で規律正しい人物だということです。人の評価というのはおかしなもので、このような本来ポジティブな評価も、負け戦となれば、武将にしては小心に過ぎる、とか、武将ではなく政治家である、といったステレオタイプの見方につながっていったのでしょう。

三成にまつわるエピソードとして有名な話には、不思議にお茶が関係しています。

ひとつは、秀吉との最初の出会いの場面です。一五七三年、織田信長より浅井長政の旧領を与えられた秀吉が、鷹狩りの途中に立ち寄った寺でのこと。そこで修行をしていた三成は、喉の渇きを訴える秀吉に、最初はぬるめの茶を茶碗に八分ほど入れて差し出します。それを飲み干した秀吉に、今度は少々熱くした茶を茶碗に半分注ぎます。秀吉は、二杯目のお茶が一杯目のそれと違うことに気づき、試すつもりでもう一杯おかわりをしてみました。すると三成は小さな茶碗にもっと熱くしたお茶を少し入れたといわれています。

つまり、喉の渇きを潤すためならぬるめのお茶がおいしい。次は少し熱めでほどよいだろう。そして三杯目は、お茶の味そのものを味わうために濃くて熱いお茶を出したというわけです。この気配りに秀吉はノックアウト、以後の関係ができたといわれます。

また、もうひとつは盟友、大谷吉継にまつわる話。秀吉主催の茶会のとき、ハンセン病の大谷吉継の顔から膿がぽたりと茶碗に落ちてしまいます。それを回して飲んでいくのですが、ほかの人々が気持ち悪がっているなか、三成は「喉が渇いた、はよう回せ」といい、その茶を飲み干してしまったというのです。このことがあって、大谷は最後の最後まで三成を裏切らなかったと伝えられています。どちらもどこまで真実かはともかく、三成のひととなりのいい面がうかがえる話です。

お茶は、もともと中国の福建省が発祥といわれます。日本では当初僧侶や貴族たちの飲み物でしたが、鎌倉時代に栄西禅師が茶種を持ち帰ったところから庶民にも普及していきました。茶の効用を説いた栄西の『喫茶養生記』は茶書の古典として知られています。今でも茶は、その抗酸化作用や疲労回復効果によって現代人には欠かせない飲み物です。

その三成、処刑される直前に咽の渇きをいやすため「干し柿」をすすめられますが、「痰の毒」になると拒否したのも有名な話。しかし、干し柿の表面の白い粉はむしろ痰を消すともいわれます。三成にしてみれば、最後の晩餐なら、干し柿よりも熱いお茶を飲みたかったのかもしれません。

筑摩江や　芦間に灯す　かがり火と
ともに消えゆく　わが身なりけり

前田利長

一五六二年～一六一四年。前田利家の嫡男。母である芳春院（まつ）を徳川家に人質に出したことで評価は分かれるが、戦乱と謀略の時代に加賀百万石を守り抜き、今に至る加賀の繁栄の礎を作ったとも伝えられる。四十四歳のときに異母弟である利常に家督を譲り、みずからは富山県高岡市に城を築く。

うつ病と自死

最近話題の「歴女」ブームからも見て取れるように、天下をめざし歴史の表舞台に立つ武人たちより、一歩引いたところで我が殿や家の存続のためにその一生を捧げた人々にスポットライトがあたる時代となりました。そこで、前田利家の長子で、豊臣家に仕えながら徳川家との対立を避け、前田家を守りぬいた前田利長を取り上げたいと思います。

二〇〇九年は富山県高岡開町四〇〇年にあたりましたが、高岡町に城を築いたのが前田利長です。秀吉の聚楽第を参考にしたといわれる高岡城が完成したのは一六〇九年、関ヶ原の合戦から十年近くが経過したものの、徳川家と豊臣家の対立は依然として続いており、決着には至っていない微妙な時期でした。同年、実弟である利常に加賀藩主の座を譲り、みずからは高岡城にて隠居の身となった利長でしたが、まだ幼かった利常の代わりに前田家に対しては変わらぬ影響力を持ち続けていたのです。

一六一四年の大坂冬の陣を経て、翌年には夏の陣が勃発し、その結果豊臣家が滅亡にいたったのは衆知のとおり。この間徳川・豊臣両家の間でバランスを取りながら前田家存続に精を尽くした利長の死因は、ストレスによってうつ病を発症した末の服毒自殺だとささやかれています。

ストレスやうつ病と自殺の関連は、現代の私たちにとっても深刻な問題です。警察庁による発表では、二〇〇八年の自殺者数は三万二千二百四十九人、そのうち男性の占める割合は七〇パーセント以上。年代別にみると五十歳代が二〇パーセントともっとも多く、その理由のトップは健康問題です。また、「こころの病」による労災認定を受けた人は、二〇〇八年には二百六十九人と過去最高でした。しかも、職業別でもっとも多いのは、システムエンジニアや医師などの「専門職」とのこと。責任感が強く過度の緊張感にさらされやすい人ほど強いストレスがつきもの、という傾向の裏付けでしょう。

利長は、「どんなことがあろうと私は秀頼方である」と言いながら、一方で母である芳春院（まつ）を江戸に人質に出し、弟の利常の嫁に徳川秀忠の娘を迎えるなど、将来天下を取るであろう徳川を敵に回さぬよう計らいます。前田家が永続できるにはどう動いたらいいのか、頭を悩ませ心を砕いたであろう様子は想像に難くありません。

利長は十八歳のときに天然痘、入城直後の一六一〇年には、「癰《よう》」という皮膚の化膿性炎症に悩まされたことがわかっています。いずれも、からだとこころが弱っているときにかかりやすい感染症です。避けられないストレスを解消するために、利長はいったいどんなことに取り組んだのでしょうか？

高岡市の隣町にはかつて鯉で有名な福岡町がありました（現在は高岡市に合併）。鯉は、最高の薬用魚で、とくにビタミンB[1]は疲労回復のほか、精神や神経の安定に効果があります。おそらく利長は、鯉を口にすることで強いストレスと戦っていたのではないでしょうか。

一六一四年、五十三歳で利長が亡くなった翌年に、江戸幕府は「一国一城令」を発布したため、加賀藩は金沢城を残し高岡城の廃城を決定します。城は姿を消したものの、利長の功績とその実直な性格ゆえ、高岡町の人々が利長を慕う気持ちは四〇〇年の時を超えて今でも存続し、こころからの親しみを持って語り継がれているのでした。

しからば　自今以降　前々の遺恨を相捨て
互いに甚だ深く入魂致し
筑前守取り立てらるべきこと専一に候

大友宗麟

一五三七年～一五八七年。キリシタン大名として知られる北九州の大名。キリスト教の布教に尽力した。西洋医学の技術に感嘆し、西洋風の医療や教育の普及にも理解を示す。耳川の戦いで島津軍に大敗したのちに勢力を失っていく。好色家としても有名。

西洋医学の始まり

九州の代表的大名のひとり、大友宗麟は、別名キリシタン大名と呼ばれていますが、若いころは禅宗を信心していました。洗礼を受け「ドン・フランシスコ」を名乗るのは、耳川の合戦にて二万五千の島津軍に大敗した一五七八年の、宗麟四十一歳のときでした。

大友家は、鎌倉時代からの名家で、都とは遠く離れていながら将軍との絆も強かったといわれます。元服時は義鎮《よししげ》といいますが、「義」は足利義春からもらったものです。文化人としても注目すべきところが多く、当時親しんだ武芸として「蹴鞠《けまり》」があります。蹴鞠は、六百年代に中国から伝来し、最初は貴族に好まれ次第に武士に浸透していきます。あの清少納言に「蹴鞠は品がないけど面白い」と言わせしめたほど、当時の人々は蹴鞠に熱中しました。

イメージとしてはサッカーに近く、足でボールを落とさないよう蹴り続ける競技ですが、武芸と呼ばれるとおりなかなか格式高いものです。たとえば、競技者八人が桜、柳、松、楓を四方に植えたコートの中で行うことや競技者の衣装は葛袴《くずばかま》であることなどの決まりがあり、宗麟も京都の飛鳥井家から蹴鞠の免許を得ていたと伝えられています。

当時日本を訪れていたルイス・フロイスは、手ではなく足を使う球技に驚嘆したとの記録が残っています。一説には、織田信長が相撲を推奨したことから、蹴鞠の人気は徐々に衰えていったといわれますが、足を駆使してボールを落とさないよう蹴りあげるには、かなりの運動神経とトレーニングが必要だったことでしょう。ちなみに、三十歳代六〇キログラムの女性が一時間サッカーをしたときの消費カロリーは四〇〇キロカロリーで、ウォーキングやサイクリングの約三、四倍に相当します。

宗麟は、毛利家との抗争を続ける一方で、貿易に力を入れていました。キリスト教はじめ外国の文化に寛容だったのは、もともとは毛利家がインドから火薬の原料である硝石を輸入するのを牽制する狙いがあったようですが、幼いころからポルトガル人の仕事熱心な姿やキリスト教への信心の深さに接し、それらが心の奥底に刻まれていたのでした。

一時は北九州を制覇する勢いを持った宗麟ですが、内部の確執や島津家との抗争に敗れ、次第にその勢いを失くしていき、最後には、秀吉に援護を頼まなければならないほどにひっ迫してしまいます。しかし、西洋医学中心の病院を日本で最初に作ったり、宣教師たちが貧しい子どもたちのために乳児院を作るのを援助したりと、医学や教育の面での先見の明はよく知られているところです。

下剋上の世にあって、人を殺すことを厭わない大名の自分と、ひとりの人間としてあるべき姿の狭間で心を痛め、キリスト教に傾倒していったようにも見えるのです。私たちが迷ったときや心が弱ったときに神や仏にすがるのと同じです。

医療は技術だけでなく、人々の信仰をも受け入れる度量が必要なのだと、宗麟の信心の深さが私たちに教えてくれている気がします。

佐竹義宣

一五七〇年～一六三三年。源氏の流れをくむ名門佐竹一族のプリンス。「小田原攻め」で秀吉側に参戦したことから五十四万石の朱印状を得る。石田三成に恩義を抱き続け関ヶ原の戦いでも西軍に属した。その後は家康から久保田（秋田）への転封を命じられ久保田城を築城、秋田藩の初代藩主となる。

秋田文化の基礎固め

めっぽう美人が好きで、目立たないけどピリリと心を打つ、源氏の流れを汲む常陸の若き武将といえば、佐竹義宣です。

戦国時代は下克上が当たり前でしたが、伊達政宗のごとく、由緒ある家に生まれ育った「プリンス武将」も少なくなく、佐竹義宣もそのひとりでした。概してこのような場合、ことという判断を迫られたときに、先代や古くから仕える古参の家臣たちの間でイザコザが起きるもの。義宣も例外ではありませんでした。

天下人となった豊臣秀吉に認められ、家の存続や繁栄に勢いをつけた佐竹家でしたが、秀吉の死を待つようにして、着々と天下取りの準備に取り組む徳川家康の顔色もおおいに気になるところ。両者の狭間で苦悩する武将についてはすでに取り上げた前田利長も同じでしたが、豊臣家や石田三成への忠誠を守ろうとする義宣と、将来を見据えて家康の側につくことを願う父や家臣たち。佐竹家存続を第一に考えねばならない立場にあって、その苦悩には深いものがあったと思われます。

かろうじて、関が原の戦いで東軍が岐阜城を落としたとき、戦勝祝いの使者を徳川に寄越しましたが、基本的にはどっちつかずの中立の立場にありつづけました。

結局、このあいまいな態度に対する家康の命は、常陸から久保田への国替え、五十四万石から二十一万石への格下げでした。常陸百万石をめざしていた義宣にしてみれば、夢が一気に破れた瞬間といえるでしょう。

しかしながら、秋田移封を命じられたのは一六〇二年、義宣三十二歳のときであり、その半生を秋田の藩主として過ごしたことになります。小田原征伐、朝鮮出兵、関が原の戦いと激動の時代を経て、次には内政に力を発揮するという、決して武力だけで評価できない時代の武将のひとりでした。

「美人好き」というのは、国替えの際に常陸や京都の美人を皆秋田へ連れて行ったという伝説から生まれたものです。秋田美人の発祥は義宣にあり、というわけです。

義宣が持ち出したものはもうひとつあります。それが「ハタハタ」、別名「サタケウオ」です。今や冬の日本海のイメージが強いハタハタですが、義宣が秋田に移った年に大量に獲れたことから、ハタハタが義宣を慕って常陸の国からやってきた、という逸話が残っているのです。ハタハタは「鰰」「鱩」、あるいは「波多波多」とも表されます。寒い北国での貴重なたんぱく源でもあり、発酵させると「しょっつる」という魚醤ができます。これに野菜や豆腐を入れた「しょっつる鍋」は今や秋田の名物です。美人を側に侍らせ、常陸に劣らず酒も肴も美味しい新天地での生活は、食に彩りを添え、むしろ健康には良かったのかもしれません。

黒い兜を身につけ、その顔をまともに見た者はほとんどいないといわれてもいますが、若くして家を守るという使命を負った若き武将は、義理堅くまじめな人柄であるとともに、おしゃれで茶目っ気たっぷりの愛すべき人だったように思えます。

葬儀は盛大にせよ　さすれば民もいくらかは潤う

古田織部

一五四四年～一六一五年。美濃の出身。幼少のころより茶の道に親しむ。信長、秀吉に仕えたのち、千利休の志を受け継ぎ本格的に独自の茶の道を極めていく。茶の会を多く開き、茶器や建築、造園などにも大きな影響を与える。近年、織部を主人公にしたマンガ「へうげもの」が人気を博している。

武将の茶道

戦国武将は、武力や戦力のみならず和歌や漢詩などの教養も持ち合わせていることが必須条件でした。戦国の世にその体系を構築したものに「茶道」があります。ここでは武将として、または茶人として両方の功績を歴史に残した古田織部を取り上げたいと思います。

正式名を「古田織部正重然《ふるたおりべのかみしげなり》」と言います。「織部」とは律令制度の官職名で、織物や染物を司どった役所を意味します、時代の流れとともに制度は廃れていきますが、戦国時代には武将を官職名で呼ぶことが多かったのです。石田三成を治部少輔《じぶのしょう》というのと同じことです。

さて、古田織部は一五四四年、美濃の国に生まれます。父親から茶の道を教えられていたとはいえ、時代が時代だったせいか、二十五歳のころには織田信長に仕える武将として活躍していました。摂津の国茨木の城主である中川清秀の妹を正妻に迎えたのも信長の采配でした。信長の死後は豊臣秀吉に仕え、山崎の合戦や賤ヶ岳の合戦などに出陣、秀吉が関白になると、織部も従五位下織部正に任ぜられ、山城国西ヶ洞三万五千石の城主となります。

一武将として力を発揮し終わったと悟ったのか、織部はこの後茶道にのめり込んでいくのです。

茶道といえば秀吉と千利休の関係が注目されますが、利休亡き後秀吉から「利休の茶は町人の茶である。町人茶をば武家風、大名風に改革せよ」と命じられた織部は、独自の茶道文化を築き上げていきます。何が災いしたのか利休が秀吉に追放され舟で淀川を下る際に、利休を見送ったのは、細川忠興とこの織部のふたりだけでした。

私たち日本人と茶は切っても切れない関係で、茶が健康増進に役立つことはすでに多くの研究で証明されています。たとえば茶に含まれるカテキンやビタミンC、カロテンはがん予防に効果があるといわれ、同時に口臭や歯周病も防ぎます。また茶の抗酸化作用は、生活習慣病予防のみならずシミやしわの原因物質を取り除くため、美容効果も注目されつつあります。

最近では、茶の成分というより、茶道そのものの効用も人気があります。つまり、茶を点てるときの姿勢やマナーです。挨拶や礼儀を学ぶとともに、まっすぐに伸びた姿勢と穏やかな呼吸は心身の安定をもたらします。茶道の魅力は、一見形式ばった一連の動作のなかの精神の癒しにつながるほどよい緊張感にあるのだと思われます。こころの安定とは、つまり自律神経のバランスを取ることにほかなりません。それがストレス対処法として大切であることも、よく知られているところです。

織部は、一六一五年、徳川家康によって豊臣方に内通した罪状により切腹を余議なくさせられます。潔く、何の弁解もせずに自刃して果てていくのです。

時の権力者たちに翻弄され、さぞかし迷いや苦悩の多かったと思われる立場にあり、もしかしたら茶の道を極め、一心に茶に没頭するひとときだけが、織部にとって最大の安らぎになっていたのかもしれません。

かくなるうえは申し開きも見苦し

直江兼続

一五六〇年～一六一九年。上杉謙信の姉に見込まれて五歳から上杉家に仕える。謙信の跡を継いだ景勝のかたわらで、その手腕を発揮する。秀吉の目にとまり誘い水をかけられるが、きっぱりとこれを断り、上杉家存続のために一生尽力する。

地産地消の先鞭をつける

二〇〇九年の大河ドラマは、上杉景勝の家臣直江兼続が主人公でした。英雄ではない、名参謀と呼ばれた人物の視点を通して歴史をみるのも、また新鮮な感動を楽しめることでしょう。

兼続は、上杉家存続のために一生を捧げたといわれています。また、名を上げるよりも義を重んじ、秀吉から大名になれといわれてもそれを断ってしまうところは、見方によっては不器用といえます。しかし、世の中を支える人の多くは、案外要領の悪いところがあるものです。スマートでもかっこよくもないけど、自分の生き方やこだわりをきちんと持っている人――。今こそ、こんな人物が求められているのかもしれません。

さて、兼続は軍師としてだけでなく、多様な人物と交流を持ち、文学にも長けていたことで知られています。中国や朝鮮の漢籍（漢文で書かれた中国の書籍）にも詳しく、朝鮮侵略の際に持ち帰った医学書『済世救世方』を書写していることもわかっています。

上杉家の主たる財源は、越後の金山と直江津ならびに柏崎の湊を支配下に置いたことが大きかったようです。さらに「あおそ」と呼ばれる繊維を越後の特産品と位置づけ、全国に流布させることで、湊の水運事業者やあおそ商人からの莫大な収入を得ていました。

あおそは、イラクサ科に属する植物で、まだ木綿がなかった時代にはずいぶん重宝され、今もあおそで織られた越後上布は有名です。また、あおそをつなぎとする「あおそそば」は、細胞のがん化を防ぐビタミンA、骨や細胞膜の成分となるカルシウムやリンなどが豊富で、そばとの相性も抜群です。

謙信が着手したあおその栽培と貿易事業を景勝と兼続が継承し、江戸時代から現代にまで伝わる越後の特産物に成し得たのだと思われます。医学や薬草に関心のあった兼続は、直江屋敷跡に花畑と呼ばれる場所を作り、文献を参考にあおそをはじめとするたくさんの薬草を栽培し、みずからの健康管理にも役立てていたようです。

上杉家が家康に敗れ、景勝は島流しになるはずだったのですが、ここで兼続は自分が全責任を負う覚悟で上杉家の存続に力を傾けます。そこには武士の美学などなんのその、恥をかき、笑いものになるのを承知で君主を守ろうとする姿をさらすのです。

「人生五十年」の時代、人々の命は短く（平均寿命は三十五～四十歳と推定されています）、またはかないものでした。平和に生きる現代人とはまったく違った精神性を持っていたと思われます。こういった世相にあって、潔い死より生きることを選び、あくまで家臣として上に仕え、家の存続と繁栄に力を注ぎ続けた図太い神経の持ち主は珍しいといえるでしょう。

現代では、いかに生きるかというより、どれだけ長く生きるかに関心が寄せられますが、複雑な現代を果敢に生き抜くヒントが、兼続の一生や生きる力に込められているように思えます。

独り他　郷に在りて旧遊を憶う
琴あらず　瑟あらずして　おのずから風流なり
だんだん影は落つ　湖辺の月
天上人間一様の秋

徳川家康

一五四二年〜一六一六年。松平家に生まれた家康は、今川氏の人質として育った後、義元の死後独立して「徳川」と名乗るようになる。三河一帯を統一した後、関ヶ原の合戦などを経て天下統一を成し遂げ、秀吉の命を受けて江戸に移り、一六〇三年に江戸幕府を開府する。がまん強く緻密で計算高い性格と評される。

忍者あっての家康

三英傑のなかで、忍者をもっとも上手に使ったのが家康だといわれます。

何より有名なのが、本能寺の変直後に家康を無事岡崎まで送り届けたのが忍者だった、という話です。

織田信長が本能寺で明智光秀によって無念の死を迎えたとき、家康は十名前後の近臣と堺に留まっていました。変を知り、身の危険を感じた家康は、服部半蔵の策で伊賀越えをし、三河に帰還することができたのです。

堺から岡崎城まで二〇〇キロ余り。長い道のりには落ち武者狩りや山賊、武器を携えた農民たちが、家康の首を狙って待ち構えていました。わずかな近臣だけでは、とても太刀打ちできません。

そこで、家康たちは、なんと敵の中から味方になりそうな者を慎重に選び出し、さらに家康ならではの懐柔手段を用いてぎりぎりの脱出行をすすめることにします。

その甲斐あって、忍者や土豪、農民、商人たちを味方につけることに成功し、無事伊賀越えを達成することができたのでした。

家康自身、のちに人生を振り返って、「人生は重い荷物を背負って、遠い道のりを歩くようなものだ」と語っています。文字通り、伊賀越えは遠い道のりでしたが、天下統一までには並々ならぬ苦労があったことを偲ばせる言葉です。

愛知県に鳴海というところがありますが、そこには鳴海伊賀と呼ばれた忍者たちの住まいがありました。伊賀越えの際、家康の護衛として活躍した忍者に家康が褒美として領地を与えたことから鳴海伊賀が誕生したのです。

とくに伊賀忍者のリーダーであった服部半蔵との付き合いは深く、徳川家三代にわたる忠誠を讃え、江戸城西門外に屋敷を構えることになるのですが、今でもそれは「半蔵門」と呼ばれ、東京メトロにも半蔵門線というのがあります。

さていよいよ、天下取りに成功し以後二百年を超える江戸時代の礎を築いた徳川家康の登場です。

家康はそれまで出来高制であった知行や俸禄を世襲制にすることで藩の財政を抑え、参勤交代に代表される武士の統率ルールである「武家諸法度」を制定しました。質素倹約を謳いながら、各大名を骨抜きにすることに成功し、以後長く続く平和な時代のスタートを切ったのです。

家康は当時の武将のなかでも、もっとも健康法に通じた人物でした。戦国の時代を終え、健康に関心を持つ余裕ができたことも大きいのでしょうが、わがままで大胆、かつ用心深い家康の性格を考えても、健康に対する考え方は現代の我々にいちばん近いものだったと思われます。

家康がみずから調合した薬などを紹介しつつ、最後の大物武将、家康の健康法に触れてみることにしましょう。

鷹狩りは伝統芸

徳川家康は七十五歳まで生きたことから、この時代にあっては珍しい長寿だとか、健康法には人一倍気を使ったといわれています。確かに健康に対する関心は高かったのですが、戦国に生きた人物のなかではそれほど長寿者とはいえないのです。

長生きをした主な武将を見てみると、一位が北条幻庵（九十七歳）、二位龍造寺家兼（九十三歳）、三位が松平忠輝の九十二歳で、家康はベスト三十に入るか入らないか、といったあたりです。

しかし、武将のなかではあまりに有名であり、また天下取りに成功したことなどから家康の健康法は話題に上ることが多いのです。

このころ、武将の間で鷹狩りが流行ったのですが、家康も大の鷹狩り好きでした。鷹狩りとは、鷹を放ってその後を追い、獲物を獲ることをいいます。

鷹狩り発祥の地は四千年前の中央アジアやヨーロッパ大陸に求めることができ、これが中国、朝鮮半島を経て日本に伝わったのが一六五〇年ほど前のことでした。もっとも古いところでは、仁徳天皇が百済の王族から献上された鷹を用い、天皇が雉を捕らえたという記録が日本書紀に残っています。

日本で使われた鷹は、主にハイタカやオオタカ、ハヤブサで、いずれもオスより体の大きなメスが使われました。他の国が鷹任せの鷹狩りであるのに比べ、日本はオオタカによる人鷹一体の、鷹の意思を尊重した鷹狩りであったといわれます。オオタカは大変に神経質で難しいタカだといわれていますが、そのオオタカを使いこなす技術を独自に作り上げてきた点や鷹狩りに使う美しい道具については世界的にも高い評価を得ており、鷹狩りはスポーツというより日本の伝統芸能のひとつとしてとらえることができます。

日本では、平安時代までは歴代の天皇たちに好まれていました。武士たちが鷹狩りに興ずるようになったのは中世からであり、織田信長も鷹狩りが大好きだったことが知られています。家康のみならず、徳川将軍たちの多くも鷹狩りが好きで、八代将軍の吉宗は鷹狩りに関する書物を残しているほどです。

明治時代になると、鷹狩りは急速に勢いをなくし、鷹狩りではなく「狩猟」と名を変え、その対象となる鳥獣類や狩猟期間、場所などが厳しく規制されていきます。近代は大名の身分そのものがなくなっていったわけですから、鷹狩りと狩猟とは似て非なるものといって良いでしょう。

平地の少ない日本で、放った鷹を追って野山を走る鷹狩りは、今でいうゴルフのようだともいわれますが、その運動量はむしろトライアスロンに近いものだったと思われます。どちらも自然に囲まれたスポーツという点で、健康上も極めて好ましいものです。

家康は、獲った獲物は必ず食したといわれますが、それも健康に留意してのことだという説があり、こんなところにも家康の性格を垣間見ることができます。

ホメオパシーを手掛ける

西洋医学は画期的な最新の医学技術を駆使した医療ですが、近年予防医学の重要性や健康増進への期待が高まるにつれ、西洋医学とその他の医学（東洋医学や伝統医療）を融合させる統合医療に関心が寄せられるようになりました（資料編図14）。

その他の医学と呼ばれるもののなかに「ホメオパシー」があります。ホメオパシーとは、二百年以上前にドイツのハーネマンによって提唱された治療法で、以後ヨーロッパを中心に普及、定着してきた民間療法です。ホメオパシーは、「すべての病症に、これに似た作用を起こすごく微量の劇毒素を投薬する療法」と定義できます。薬物を徹底的に希釈して用いることで、薬物の物質性を排除し、薬の霊魂のみを残します。余計なものをそぎ落とした霊魂が命のエネルギーに働きかけて効果を生み出すとされ、個人の自然治癒力を高める究極の治療法ともいわれます。

家康は、医者嫌いの薬好きと呼ばれています。つまり、医者よりも自分で調合した薬を中心に健康管理を実践してきたことで有名です。五十九歳のとき、マラリア熱と思われる高熱に襲われたのですが、このときも自家製の薬で治してしまい、その経験からますます薬好きが高じていきました。

家康愛用の薬は主にブシを成分とする「万病丹」と、水銀とヒ素からなる「銀液丹」でした。両者とも毒薬として知られていましたが、これらをごく少量ずつ毎日服用することで毒物に対する体の耐性を高め、わが身の治癒力や病気に対する抵抗力を培おうとしていたのです。

まさしくこれこそ「ホメオパシー」です。ホメオパシーの成り立ちよりもっと前に、家康は薬というものの本来の性質と役割、薬との上手な付き合い方を知っていたのでした。

これも、家康の健康に対する執念ゆえでしょう。漢方についても熱心に勉強し、駿府の久能山に薬草園をつくり、中国の薬用植物のマニュアルでもある『本草綱目』を読破した家康らしい療法です。

残念ながら日本では、ホメオパシーは二〇一〇年に、医療従事者が不適格な用い方をしたために訴訟問題にまで発展し、その信頼を失ってしまいました。それ以前に、ヨーロッパでは公的保険が認められてもいたのですが、近年は科学的な証明に欠けるといった理由で見直しが始まっていたようでした。

ホメオパシーをはじめとする伝統医学は、代替医療として人気があるのも事実ですが、あくまで科学的根拠がそこそこ認められる現代医学を補完するものとしての位置づけです。

とはいっても、病気を得た人があらゆる治療を試してみたい気持ちになるのは理解できるところです。現代医学と異なり、自然治癒力を生かそうとする伝統医学の研究にはもっと力を入れてもいいように思います。

日本は明治以来、ドイツ由来の西洋医学を中心に医療制度を構築してきましたが、もし家康がこの時代の人間であったなら、ユニークで選択肢豊かな医療体系ができていたかもしれません。

「気」こそすべての源

最近、「セルフ・メディケーション」としきりにいわれるようになりました。

自分の健康は自分で守る——。こんなあたり前のことができていないというのは、私たちが西洋医学中心の、医師ら専門家主導の医療にあまりに慣れすぎてしまったためでしょう。

家康が天下を取り、そこそこの寿命をまっとうできたのは、ひとえに「セルフ・メディケーション」の意識が高かったのだといえます。それは、自分を常に律するといった意思の強さにも通じ、健康という概念を超えて、家康の生き様そのものを表しているといっても過言ではありません。八歳のときから今川義元のもとで人質生活を送り、天下を取るまでに幾多の戦いと戦略に明け暮れ、天下人になってからもなお、食事は質素であることをモットーにしていました。

ビタミンBや繊維質、カルシウム、カリウム、鉄が豊富な「麦ご飯」、脳細胞の活性化に役立つ「豆味噌」の焼いたもの、色鮮やかな「茄子漬物」。これらが家康の好物でした。そしてたまに鷹狩りで得たカモや白鳥などの獲物を食すという食生活に徹していたのです。

もうひとつは、旬のものを口にする、ということです。

現代では、保存技術や輸送分野が大きく発展し、旬や地域性にこだわらず、年中好きなものを食べることができますが、当時はそういうわけにはいきません。旬でないものや珍しいものを口にすることで、よもや体調を崩すようなことがあってはならない、と考えていたようです。

近年、とくに一九五〇年代以降、私たちの食生活は大きく変化しました。一九七〇代に入ると高度経済成長によって生活全般が豊かになるとともに、ファーストフードやファミリーレストランが台頭し、肉食を中心にした動物性脂肪の摂取量が格段に増えました。肉類を食べることは必要ですが、問題はそれとともに植物繊維やミネラルの摂取量が低下してしまったことにあります(資料編図15)。また、健康ブームにのって、一品主義、つまりこれがいいといわれればこぞってそれのみをせっせと食べるという、バランスを考えない食習慣も普及してしまいました。ここにきてあらためて食を考える風潮が出てきましたが、いったん根付いた習慣を変えることは難しく、現代人は一種の栄養不良に陥っているのだと思います。

家康の日常生活に見習うものは多々ありますが、食習慣とともに参考にすべきことは家康の「気」ではないでしょうか。信玄、謙信、信長、秀吉ら多くの戦国武将を見てきた家康は、健康で長生きをしなければ天下は取れないと考えていたのでしょう。また、周囲にも心配りをしつつ、人間関係のバランスを上手に取ることも忘れていませんでした。

家康は何としても天下を取りたかった、徳川家を存続させたかった。だからこそ健康増進に励み、富を得ても節制を忘れることがなかったのだと思われます。最後は鯛のてんぷらにあたった、あるいはそれ以前から胃がんを患っていたなど諸説ありますが、すべての面で自己管理と自己研鑽に優れていたあたり、賞賛すべき人生だったと感嘆せずにはいられません。

この剣をもって　ながく子孫を　鎮護すべし

人の一生は重荷を負って　遠き道をゆくがごとし
いそぐべからず　不自由を常とおもへば　不足なし

忍者編

忍者こそ戦国の主役

ひところ、忍者を主役にした映画やドラマが流行ったものです。

実際に存在していた上に、「忍者」「忍び」の名にふさわしく、主役というより裏方に徹した人々の生き様を題材にしたドラマは、なかなか面白く見ることができました。

忍者にもいろいろな流派がありますが、代表的なのが「伊賀忍者」と「甲賀忍者」です。といっても両者は地理上密接な関係にあり、区別するのが難しいときもあります。

伊賀とは、京都に近く古墳や遺跡が多い地域、片や甲賀は山を境に位置し、東国に通じる道に恵まれた土地、近いといっても雰囲気自体はずいぶん違っていたようです。

もともと伊賀の忍者は、当時の支配者に反発し山賊行為を行う悪党がはじまりです。武士とは装いも使う武器も戦のやり方もまったく異なり、人々から恐れられていた時期があったのです。

一方、甲賀忍者は修験道が元祖という説が有力です。修験道とは、日本の伝統に基づく宗教と考えていいでしょう。

修験道は、平安時代から中世にかけて体系化されたもので、他の外来宗教をうまく取り入れつつ、日本の自然を敬い、あらゆる自然を拝むといった宗教観に支えられています。具体的には、人知れぬ山奥に入り込み、心身の限界まで修行を積むという、非常に実践を重視する宗教といわれます。

忍者らはそれぞれ独自のルーツを持ちつつ荘園時代にその姿を現しました。次いで、戦国時代に入ると、彼らの活躍が華々しく花開きます。北条早雲、武田信玄、前田利家、徳川家康など、名君と呼ばれた戦国武将たちは忍者を使うことが実に上手でした。

さらに時を経ると、各地で起こった戦や乱をきっかけに忍者たちが全国へと散在し、姿を消していく時代が訪れます。

ともあれ、戦国時代という日本史の重要なページを彩り、影の存在としてその力を発揮した忍者たちは、今でも驚くに値する豊富な「術」を駆使していました。おのずと皆スリムで敏捷、医術の知識にも富んでいたことでしょう。七十歳以上生きた忍者も少なくなかったようです。

ごまプラスはちみつで携帯食

私たちが日頃お世話になってきた西洋医学は、病気を敵とみなし徹底的に対抗していくという手段をとりますが、漢方や東洋医学は、みずからが持つ免疫力や体力を最大限に生かしていこうとします。忍者たちは医術、それも漢方に非常に詳しかったといわれます。その知識は忍びの心得として、また、なかには忍者たち自身の健康法として現在に受け継がれているものがあります。

よく知られているのが俗に「忍者食」、通称「精（静）王丸」と呼ばれる健康食です。

実際、忍者ほど過酷な生活を強いられた者もありません。いざとなれば、何日も籠城しなくてはならず、また一晩中歩き続けることも珍しくありませんでした。そんなときに携帯食として便利だったのがこの精王丸だったのです。ごまとはちみつを主成分とし、はと麦や梅肉を混ぜて練り上げて作るというシンプルなものですが、練れば練るほど成分のエキスが最大限に抽出できます。それを団子状に丸めていくのですが、忍者らはそれを二、三個携え、いざというときに口にすることで長丁場に耐えたといわれます。不思議にこの精王丸は、飢餓感を和らげる役割を果たし、わずか一個で一週間程度の籠城が可能だったそうです。もちろんそのためには相当の訓練が必要だったことでしょう。

最近、活性酸素ということばをよく耳にするようになりました。活性酸素にも善玉と悪玉があり、善玉活性酸素は体内の細菌やウィルスを攻撃してくれますが、悪玉活性酸素が増えすぎると、過酸化脂質を大量に発生させてしまいます。この過酸化脂質こそが曲者で、遺伝子に傷をつけ、がんの発生を促したり老化を早めたりすることになります。

ごまは、この活性酸素を抑制し、がんや老化防止に効果があるセサミンやセサミノールなどの抗酸化物質を含み、しかもこれらはごまにしかない成分だと話題を呼んでいます。ごまというのは、日本人の食卓に馴染み深い食材で、今でこそ、科学の発達でわかってきたことはたくさんありますが、すでに忍者たちは、今とは異なった方法論でごまの効用を活用していたのです。

ちなみに、ごまはどちらかといえば白より黒ごまがおすすめ、アントシアンという色素がさらにごまの力をパワーアップしてくれます。

必見！　口臭予防の術

日本ではじめての人体の解剖は、一七五四年、医師である山脇東洋らによって成し遂げられました……というのが一般的に知られている事実です。しかし、実際はもっと以前に忍者らが解剖を実践し、それを医術に役立てたとの説も根強く残っています。

あるいは、全国をみずからの足で歩き、最初に日本地図を著したのは伊能忠敬である……。これも有名な話ですが、忍者たちはすでにずっと昔に日本地図を完成させていたといわれます。

忍者や隠密たちが日本全国にネットワークを張り巡らせ、水面下で熾烈な情報合戦を行ってきたことは事実です。ならば日本の地図ぐらい手元になければどうしてそれができたでしょう。彼らの能力を考えると、数々の歴史的偉業に忍者たちがかかわっていたとしても何ら不思議はありません。

さて、生活習慣病が話題になっている昨今ですが、そのなかで案外軽んじられているのが「歯」や口の中の健康です。いわゆる歯周病と呼ばれるものですが、限られた一パーツとしてではなく、体全体の健康に大きく関与していることがだんだんと知られるようになり、歯や歯茎の健康は、たとえば血圧や肥満を案じると同様に関心を持つべきことととして位置づけられています。

今でも口臭で悩む人は多いようですが、忍者らは口臭を消す術を身につけていました。自分たちの存在はなるべく見えないようにすることが彼らの基本的なスタンス。体が発する「におい」にも相当に気を配っていました。口が渇くのをしのぐ水渇丸や丸剤などとともに、何も使わずに口臭を消し喉の渇きに対処するために次のような方法を実践していたといわれます。

まず口をカチカチさせること三十〜四十回、舌を口の中で回すこと右に十二回、左に十二回。次にそうやって口の中に溜まった唾液を飲み干す。これを何回か繰り返すだけで効果があったそう。何かの折りに是非一度試してみたくなる方法です。

漢方に通じていた忍者たちは、いくつかの薬草を配合し、さまざまな研究をしていましたが、資本となるのはあくまで自分の体であることをよく知っていました。私たちもすぐに薬や専門家に頼るのではなく、その前にできることは何かを考えてみてもいいのかもしれません。

牛乳は高級品

子どものころから親しんできた牛乳の話です。いろいろと調べているうちに、忍者たちは牛乳を愛用していたのではないか、と思うようになりました。

牛乳の歴史は古く、すでに紀元前四千年ころからヨーロッパや南アジアで飲まれていました。釈迦が悟りを開いたのも一口の牛乳から、と伝えられています。日本には、五六〇年ごろ、百済の智聡《ちそう》という人が搾乳術を伝授したのが最初、以後薬用品として藤原一族が中心となって貴族たちに普及していきました。このころはまだ庶民の口には入らない高級品だったのです。

戦国時代になり、武士が台頭してくると、牛より馬を重宝がるようになります。また朝廷の力も衰退するにつれ、牛乳は次第に飲まれなくなっていきました。江戸時代に入ると、徳川吉宗がインドから牛を輸入し、千葉で酪農を始めた記録が残っていますが、それも一時的なことで、本格的に牛乳が普及したのは明治に入ってからのことでした。

乳製品というのは独特の臭みと味があり、正直特別美味しいというほどでもありません。が、昭和二十年代に学校給食に導入されたことなどから、多くの人が牛乳は健康にいいのだという認識だけはしっかり持っています。高血圧や動脈硬化を予防する効果も認められていますし、日本人に不足しているカルシウムも豊富、何しろ一本の牛乳を飲むだけで一日必要量のカルシウムの三分の一を摂取できるのだといわれます。

日本でもっとも古い医学書『医心方』にも「牛乳は全身の衰弱を補い、通じをよくし、皮膚をなめらかに美しくする」と書かれているほど。体と健康が資本の忍者が、この牛乳に目をつけないわけはありません。

伊賀、甲賀に近い三重県度会郡には牛乳の温泉がありますし、伊賀上野では牛乳をベースにした鍋料理を食します。携帯用の忍者食には牛乳を活用したものも多いのです。そうそう、人気アニメ「忍玉乱太郎」の主人公乱太郎は、牛乳が大好きという設定でした。

世に健康食品は多いものの、あれこれやたらに手を出すより、まずは牛乳を飲むところから始めてみてもいいのかもしれません。

忍者はツボの達人

一人前の忍者になるために、闇の中でも周囲が見えるよう、新月の夜を選んで森を走り回るトレーニングがありました。

最初は、躓いたりぶつかったりしていても、次第に目が慣れると相当のスピードで走れるようになったそうです。私たちも、しばしば同じような経験をしています。たとえば、上映途中で映画館に入ると最初は真っ暗で手探りですが、次第に目が慣れてくるのを感じることでしょう。

忍者にとって視力は大切な武器でした。神経を集中させねばならない場面も多く、目の疲れやそれによる頭痛はなるべく早く解消させておくのが常でした。眼鏡も目薬もなかった時代、忍者らは「ツボ」を使って目を癒したのです。

眼球の周辺には主に三つのツボがあります。

まず、目頭から鼻よりの窪み、これを「清明」といいます。そこを親指の腹でゆっくりと押しながら小さな丸を描くように回します。また、目尻からこめかみの、ちょっと窪んだあたりは「瞳子りょう」、中指の腹をしっかり当て、上下に動かします。そしてもうひとつは「さん竹」です。まぶたの内側の端にあり、そこは人差し指を当てて三、四秒強く押すとツボが刺激されます。

ツボを使うときは、ツボを的確に押さえることと、力の入れ具合がポイントです。これを間違うと痛いばかりで何の効果もありません。自分を実験台に試してみるといいでしょう。

このほか、耳たぶを斜め下にぐいっと引っ張ってみてください。次いで耳たぶの真ん中を持って真横に、上部は斜め上に適度な強さで引っ張ります。これも瞬間に強い力を出すことが秘訣、中途半端なやり方だと意味がありません。ツボ同様、ある程度の練習が必要ですが、手軽にできるので仕事の合間にトライしてみてください。

現代は、忍者とはまた違った意味で目が疲れます。パソコンにゲーム、ビデオやテレビ、目を酷使しなければ仕事も学業もできないのが現状です。これで目が疲れないはずがありません。

若年の白内障や突然の網膜はく離が増えていることと無縁ではないのでしょう。ツボやストレッチを習得し、忍者を見習い目や視力を大切にしたいものだと思います。

黒い色は健康食

忍者には、体重制限がありました。それは男女問わず「六〇キロ以下」であること。身が軽いことが忍者の条件なのはいうまでもありませんが、とくに親指と人差し指だけで天井にぶら下がるためでもありました。また、指の鍛錬として、暇さえあれば六〇キロに相当する一俵の米俵を指で持ち上げる訓練をしていたのでした。

いわば、究極のダイエット食が基本だったわけですが、今の若い女性たちが行うような急激で無理な食事制限とは違って、しっかりと栄養を摂る必要がありました。そのために、低カロリー食でありながら、たんぱく質やミネラルに富んだ食材を好んで食べました。

今でも、黒い色のものを食べるとよい、と聞きますが、この黒い色の食品の源は忍者食である「黒ごま、黒米、黒豆、黒松の実、黒砂糖」をいい、これらは中国では「仙人食」と称されるものです。

黒ごまは、カルシウムや食物繊維、リノール酸に富み、黒米は鉄分の多いもち米です。黒豆のアントシアニンという色素は体脂肪をつきにくくする優れもので、いわゆる血液をサラサラにし、細胞に傷をつける活性酸素の発生を抑えます。

黒松の実は、五感が冴えるといい、忍者たちがとくに好んで食べました。黒砂糖は、ミネラルも豊富ですが、疲労回復に即効性があり、リラクゼーション効果が得られたといいます。

つまり、黒い色の食品は、免疫力を高め、病気になりにくくし、老化を予防し、ストレス解消に大いに貢献したということです。

現代でも、やはり黒い色のものは体を若々しくするといわれ、たとえば生活習慣病予防にひじきや海草類などを積極的に摂るよう推奨されてきました。

血が濁るからと、忍者たちは肉や魚をあまり口にしなかったようですが、皮肌が真っ黒な「まぐろ」は頭の働きを活性化してくれます。

忍者食とは、身近な食材でありながら現代人にとっての健康食であり、ダイエット食としても活用できそうな魅力的な数々であるのがわかります。

「針」は両刃の剣

明治時代の政府の方針によって、日本の医学は西洋医学が中心となり、それまで人々に親しまれてきた漢方や針灸などは亜流として位置づけられました。以来今日に至るまで、その傾向は変わらないといっていいでしょう。

しかし、国の姿勢はともかく、予防医学や健康増進への関心が高まるにつれ、西洋医学だけでは物足りなくなってきたことも事実です。

いわゆる「針灸」も根強いファンに支えられ、幅広い領域で行われています。

針療法は、全身に三六一ある経穴（ツボ）を刺激することで、「気」と「血」が流れる経路に感応させ、体の各機能を調整します。悪いところを攻撃する西洋医学と異なり、生来備わっている自然治癒力を高める効果が期待され、特定の疾患の治療や体力回復に適しています。針を刺すのですから当然痛みがともないますが、痛みがあるということはツボに効いていると判断されます。

現在では世界百か国以上で行われている針療法、日本に伝わったのは五、六世紀ごろのことでした。もちろん忍者たちも針治療を行っていました。集中力の必要な仕事の後、疲労による肩こりや目の痛みを、針一本で治してしまったこともありました。その他治療以外でも針を活用し、針は忍者にとって必需品だったのです。

たとえば敵に向かって口に含んだ針を飛ばす「含み針術」や遠くの敵に吹き筒を使って飛ばす「吹き針術」などがそうです。針は断面が三角形になっているもので、いずれも文字通り「術」ですから、あるレベルまで達した者にのみ与えられた武術のひとつでした。

また、私たちと同じように衣類を縫ったり直したりするのにも針を使いましたが、機織を伝授したのは中国氏族の服部一族で、「はたおり」の由来は「はっとり」、という言い伝えもあります。もともと針を使って相手を倒す術は、機織の女性にとっての護身術として発達したといわれているのです。

人の命を救うこともあれば奪うこともできる針。まさしく毒にも薬にもなるわけですが、すべての治療法とはそういうものだと肝に銘じておきましょう。

「気」を高め自己免疫力アップ

中国由来の医術のなかに「導引術」というのがあります。導引術とは、「気」をベースに、ある種の呼吸法と身体運動をドッキングさせた医療体操で、太極拳のルーツもこの導引術にあるといいます。「自然のまま」を大切にし、野生動物のように自然の法則に逆らうことなく生きていくことがもっとも優れた健康法である、というのが導引術の大意です。

「気」という、目に見えないものを評価しない人々もたくさん存在します。これだけ健康にまつわる情報が氾濫し、誰もが健康に関心の高い時代なのに、ある調査では、実に八〇パーセント以上の人が健康食品を積極的に摂っている反面、「気」となると「経験なし」と答える人が圧倒的多数です。

難しいことはともかく、これといった理由もなく気分が落ち込んだり何もかも嫌になったりしたかと思えば、何となく気分が高揚したりウキウキしたりする自分を感じることがあるでしょう。それを「気」がプラスに働く、あるいはマイナスに働く、と表現することもできます。「気」を高める訓練をすることで、自己免疫力を強化し体の不調を整えようとするとともに、ストレッチに似た運動を組み合わせてあらゆる病気に対処しようというのが導引術です。

忍者たちは、健康法としてこの導引術を取り入れていました。具体的には手や足、耳などの体の末端に刺激を加える動作を行います。

まず、体全体をリラックスさせたうえで、両手をこすり合わせて指先を温めます。腹式呼吸で息を大きくゆっくり吐き、気持ちを落ち着かせ、手の指の第一関節を回すようにして揉んだり、足の親指を何度も回します。また、くるみを握ってぐるぐる転がすと、手のひらの刺激になります。

人差し指と中指の間に耳をはさみ、二本の指で耳の周囲の皮膚を上下に摩擦し、次に耳に人差し指を入れ、二、三秒後に勢いをつけて抜くことは、耳鳴りの解消だけでなく、聴力などの五感を生き生きとさせる効果があります。

目に見えるものや手に触れるものしか信用しないというのはつまらないことです。疲労回復や神経症、肌荒れ、冷え性、花粉症など、人によっては大きな効果を及ぼすといわれる「導引術」、試してみる価値はあるかもしれません。

祝祭に不可欠な赤米と黒米

忍者食と呼ばれるもののなかに、「赤米」があります。

この赤米こそ日本の米作りの源である「古代米」で、縄文時代に大陸から伝わり、その後長く、神社のお供えとして、あるいは縁起物として大切にされてきました。邪馬台国や大和朝廷に献上されていたのも、この赤米でした。

赤い色はタンニン系の色素のためで、単独では苦味があってあまり美味しくはないのですが、白米にないたんぱく質やビタミン類が豊富です。とくにタンニンには高血圧の低下を促す効果があります。日本の赤米は、ほとんどがジャポニカ種のうるち米で、今でもお祝い事の際に炊く赤飯の起源といわれています。

また、中国・漢の時代に発見されたのが「黒米」で、こちらも健康食として薬膳料理に用いられてきました。黒米の黒い色は、以前にも紹介したアントシアニンという色素によるもので、老化や生活習慣病の予防効果があります。歴代の皇帝たちが不老長寿の米とあがめ、重宝したというのも的を射ていたといえるのです。

黒米の多くはインディカ種のもち米で、こちらはおはぎの原形といわれます。赤米も黒米も、祝祭には欠かせない貴重な食材でした。

黒米は、アントシアニンのほかに必須アミノ酸や鉄、亜鉛、マグネシウムを多く含みます。胃腸障害や貧血改善に適しているといわれるのはそのためで、また滋養強壮作用も期待できます。

甲賀流忍術の発祥の地である古琵琶湖層が、黒米のようなもち米種の栽培に適した土質であることから、黒米から作った大福もちを忍者の里の特産品として普及させようとする動きもあります。

赤米、黒米いずれもそのままではあまり美味しくありませんが、白米に大さじ一杯程度混ぜて炊くと、少し色がつき、とても美味しくいただくことができます。

沖縄で定食を注文した際、「ごはんは白米、玄米、麦ごはん、どれにしますか」と尋ねられたことがありました。玄米を注文すると、赤米と黒米を一緒にしたものが出てきましたが、これがとても口に合い食がずいぶん進みました。さすがご長寿自慢の沖縄と感心したのを覚えています。

忍者の再就職先

これまで紹介してきた忍者特有の健康法や食事のほかにも、忍者たちがその仕事をまっとうするために好んで食した食べ物はたくさんありました。

たとえばスルメ。

酒のツマミとして最適なスルメですが、しばらく噛んでいると独特の味がしてきます。あれはタウリンというアミノ酸によるものです。タウリンは、疲労回復や肝臓の機能を強くする働きを持っています。酒のツマミにスルメを噛むのは、肝臓の負担を和らげるためでもあったのです。そう考えると、科学的な仕組みはわからなくても昔から慣れ親しんできた食物の組み合わせには、ちゃんとした道理があるのかもしれません（資料編図16）。

また、タウリンは視神経の能力アップの効用もありますから、スルメは夜間でも昼間と同じように動かなければならなかった忍者にとって必要不可欠な食材だったのでしょう。

その他、切り傷にはオオバコの葉を絞って作った青汁を塗りこんだり、血を止めるためにドクダミの葉の汁を使ったりしていました。

忍者らは、戦国時代が終わり世の中に安定がもたらされるとともにその必要性が薄れ、だんだんと全国に散らばってしまいます。その後さまざまな仕事に就くのですが、多くは各地方の大名に医師として仕えたのだといわれます。

民間療法においても東洋医学においてもこれだけの知識と実践力を持っていたのですから、さぞかし重宝されたことと思われます。

調べてみると、思いのほか忍者たちは独自の健康法を持っていました。もともと裏方の仕事ですから、秘密の治療法や秘薬も多くあったことでしょう。伊賀や甲賀にはたくさんの印術伝書が残っているのですが、そのひとつにこんな記述があります。

「音もなく、匂いもなく、知名もなく、勇名もなし、その功天地造化の如し」

忍者の実態への興味は尽きることがありません。健康法も含めもっともっと研究されてもおかしくない気がしています。

番外編

焼酎と馬糞は必需品

なんといってもしょっちゅう戦をしていた時代ですから、刀傷や切り傷は日常茶飯時でした。そんなときに生まれたのが、戦場でのにわか医者「金創医」だったのです。

医学の歴史を紐解いていくと、日本の医療は中国の影響を強く受け続けてきたことがわかります。また、鎌倉時代には、仏教の布教目的で医療や救済事業が盛んになり、医術というものが一般の人々にも浸透していきました。金創医はいわば、軍医のようなものですが、とくに医学を学んだわけではなく、見よう見真似で、あるいは古くから伝わる民間医療をなぞり、負傷した武士たちのケアにあたった人々をいいます。

金創医の治療は、麻酔薬の代わりが焼酎だったり温めたおしっこだったり、という具合。有名なのは、葦毛の馬の馬糞です。負傷をして体内に溜まった血液を下方に下ろすためには、馬糞を水に溶かして飲めばよいといわれていました。また、出血がひどいときにも、塩や馬糞を傷口に塗っていたのです。排泄物には特別な成分が含まれており、それを活用することが傷を早く治したり、出血を止めたりするのだと信じられていたようです。

ときとして「尿療法」なるものが流行ることがあります。これは、自分の尿を飲む治療法で、現在でも実践している人々がいます。尿にどんな効力があるのかはわかりませんが、体内でろ過された水ですから、考えられているよりは汚くないものだといわれています。

その他、マムシに噛まれたときには傷口に火薬をのせ吹き飛ばす、やけどは油か味噌で洗う、打撲傷にはすりつぶしたクチナシの実と小麦粉と酢を混ぜて貼る、といった治療法がありました。

現代からみれば、いずれもとんでもないものばかりですが、根拠の有無はともかくとして、どこかで何がしかの効き目をみたからこその「治療法」かもしれません。

確かにクチナシには、大根の沢庵漬けにクチナシを入れると肝臓病の特効薬になる、との言い伝えが残っていたり、炎症を抑える効用のため漢方薬として利用されていたりと現代にもその名残はあります。昔の話と安易に決めつけることなく、それぞれをきちんと検証すると面白いかもしれません。

武士がつくった一日三食の習慣

現在私たちは、一日三食の食生活がほとんど常識になっています。

最近では、日に四食とか、断食とか、あるいは朝は食べないほうがかえっていいのだとか、食事法に関するいろいろな健康説が登場していますが、たいていの人は朝、昼、晩の三回に分けて食事を摂っていると思います。

しかし、戦国時代の前、すなわち貴族が台頭していた時代には、一日二食というのが普通でした。彼らの食事タイムは、昼十二時と夕方四時頃でしたが、それは夜遅くまで宴会を開き、朝は昼近くまで寝ていたためといわれます。さしたる労働をする必要もなかったせいで、消費カロリーも少なくてすんだのでしょう。

平安時代も半ば以降になると武士が登場してきます。律令制という全国家的な支配秩序が崩れていくにつれ、それに代わる力が必要になってきたことが発端でした。清和源氏や桓武平氏に代表される武家たちも、もともとは自分たちの領土を自力で守らねばならなくなった中流の貴族たちだったのです。

そうなってくると、一日二食ではとても体がもちません。それまでは、二食のまま、間ににぎりやお茶漬けなどの間食を摂っていましたが、次第に三食きちんと食べるようになりました。

しかし逆に、プライドの高い上級の貴族たちはあくまで二食にこだわり、三食食べる武士たちを下に見る傾向が出てきました。食べる時間や回数が身分によって異なる現象は中世のヨーロッパにもみられ、何となくたくさん食べることが粗野で下品であるかのような印象を残しました。

戦国時代は、とかく武将が注目されていますが、彼らはそのころの貴族、すなわち朝廷との関係も常に戦略の範疇にありました。本能寺の変で、織田信長を殺した陰の立役者として、朝廷の存在がクローズアップされるのも、両者の微妙な力関係を表しています。

公家に対し、武士の優位性が安定したのは江戸幕府ができて以後のこと、おかしなもので、この時代になり、ようやく一日三食の食習慣が人々の生活にも定着したのでした。

「三献の祝い」でいざ出陣

「出陣」とは、まさに戦国時代の言葉。現在ではほとんど使いませんが、どことなく緊張感に満ちており、かつ潔い印象を与えるため、日本人に好まれる表現のようです。東京駅では、おにぎりと煮物が中心の「出陣弁当」が人気です。

ところで、いざ出陣の際にはある儀式が行われました。それは、鎌倉時代から存在するもので、「三献の祝い（儀）」と呼ばれます。武士の三肴とは打鮑、勝栗、昆布のこと。これはすなわち「敵を討って、敵に勝ち、勝利を喜ぶ」を意味しています。武将たちは、まず打鮑一片につき盃を一献、次に勝栗を一つ食し同様に盃を一献し、最後に昆布を口に入れた後も盃で一献して出陣していったといわれます。実際の儀式の様子は川中島合戦の絵巻に描かれてもいますし、武道館の鏡開きには、この三献の儀にならった行事が今でも行われています。

このなかで、もっとも親しみのないのが鮑でしょう。高価でめったに口にできない貝類のひとつとして知られています。鮑も海の魚ですが、たとえば魚介類に多く含まれるＤＨＡやＥＤＡの量は他の魚とは比較にならないほど少ないのです。ＤＨＡは、認知症の治療や悪玉コレステロールを下げ、ＥＤＡはいわゆる血液をサラサラにする効用で知られています。ちなみに、アジの一〇〇グラム中ＤＨＡ含有量は七四八ミリグラム、鮑は〇・三ミリグラム、同様にＥＤＡはアジ四〇八ミリグラム、鮑のそれは七・八ミリグラムと桁が違うのです。

では、鮑はただ珍しいだけ？　いえいえ、そんなことはありません。鮑には、アンドロイチンが豊富。これはギリシャ語で「軟骨のもと」を意味しているのですが、カルシウムの吸収を助けたり傷ついた皮膚や組織を補修してくれたりします。また血栓を除去して動脈硬化を防ぎ、若々しい肌づくりにも効果があります。つまり、老化を遅らせる効用を持っているのです。また、精子の量を増やす働きも確認されており、このあたりが男性の興味をそそるのかもしれません。

鮑も栗も、当時の高級品であり贈り物として重宝されていました。栄養価が高いことを何となく知っていたのでしょうが、それとともに、打鮑も栗も昆布も、皆保存しやすく合戦のための持ち運びに便利だったのだといわれています。

トリカブトの日和見効果

下克上や裏切り、政略結婚に略奪などなど、何でもありの戦国時代。テレビなどでよく観る場面から察するに、誰もが常に「毒殺」される恐れさえありました。ゆえに「毒味」「毒味役」との言葉も生まれたのでしょう。

毒殺神話でいちばん知られているのは、母親による伊達政宗毒殺説ですが、どうもこれは事実ではなかったようです。しかし、母親が仕掛人だったため、常にドラマ性をもってまことしやかに語られる逸話です。

その他、松永久秀（一五一〇年～一五七七年）が、主君である三好長慶の嫡子を毒殺したのではないか、との説や、千利休に「日本でひとりいるかふたりいるかというほどに秀でた文武兼備の名将」といわしめた蒲生氏郷（一五五六年～一五九五年）の話が有名。蒲生の才能を恐れた秀吉が、石田三成に命じて毒を盛らせたのでは?という話が一部に伝えられているのです。

現在、事件となるときによく使われるのは、「ヒ素」でしょうか。では、戦国時代に使われた毒は、いったい何だったのでしょう。毒殺されても、今と違って解剖をするわけではありませんから、毒の種類については残念ながらはっきりしないのです。

南北朝時代の軍記物「太平記」（一三七〇年頃）には、足利直義が恒良親王に毒を飲ませたと書かれていますが、このとき使われたのは「チン毒」でした。「チン」は中国に棲む鳥の名で、フクロウに似た、鷹に匹敵するような大きな鳥でした。チンの毒は、黄疸を思わせるほど体全体を黄色く変色させ、五臓六腑がただれるとの言い伝えがあります。しかし、この鳥も少々伝説っぽく、その存在自体確認されているわけではありません。

いちばん現実的なのは、トリカブトではないかと思われます。全国各地に自生し、矢に塗る毒として、また薬としても広く使われていました。毒も薬も同じこと、トリカブトも生薬として滋養強壮や鎮痛剤の効用をもつ反面、即効性があるために、毒薬にはもってこいだったようです。

食事のたびに毒殺を恐れねばならない時代など、正直、再び経験したくはないものだと思います。

御伽衆で気分転換

凡人とも愚息ともいわれる信長の次男・織田信雄（一五五八年〜一六三〇年）は、秀吉にいいように扱われたのちに剃髪し、秀吉の御伽衆《おとぎしゅう》のひとりに加えられます。御伽衆は、貴人の側に仕え、その話相手になる人々のことを指し、室町時代から武家・公家社会に広まっていったもので、大内義隆、武田信玄、毛利元就お抱えの御伽衆などがよく知られています。

「御伽衆」が主に町人出身者で占められ、古くから伝わる逸話や伝説、笑いばなしなどを伝えるのに対し、「御噺衆《おはなししゅう》」は、武家出身者で、政治や武芸談、あらゆる世間話に長けており、いずれも大名たちを喜ばせたり、くつろがせたりする役割を持っていました。彼らは、単に話をするばかりでなく、参謀として作戦に関与することもあったようです。

織田信雄は、武将としての評価は低いものの、織田信長の息子であるがゆえの波乱万丈の人生を送りました。年をとり、家康から二代将軍秀忠の後見役として二十万石を与えられたときには、「きままに暮らしたい」と辞退したといわれます。そんな信雄は、いったいどんな話をしてきかせたのでしょうか。

ところで、このような御伽衆たちが、現在の落語の原点といわれています。御伽衆のひとり、安楽庵策伝《あんらくあんさくでん》が一六一五年から十年近くかかって著した『醒睡笑《せいすいしょう》』こそが世界最初の落語本なのです。

この落語が、近年健康面でも注目されています。以前から、笑うことががん患者の免疫機能を向上させる役割を持つといわれていましたが、がんだけでなく、笑いが糖尿病患者の血糖値の安定につながることが研究でわかったのです。とすれば、武将たちにとっては、優秀な御伽衆たちを側に置くことが自然と健康法になっていたと推測できます。

その意味では、笑う瞬間がほとんどない入院生活こそ、どんどん病気を悪くさせているといっても過言ではないかもしれません。いくら健康に留意していても人は必ず病気になります。身体的な機能が少々故障をきたしても、心まで病んではいけない。ユーモア心と笑いを忘れないようにしたいものだと思います。

化粧は自信の源

ある年齢になると、ほとんどの女性は化粧を施します。黒い顔に大きく目を縁取る「ガングロ」が流行したかと思うと、最近はどちらかといえば白い肌が好まれる傾向にあります。女性ばかりか、近頃は男性までもが化粧をしたり、整形手術を受けたりするケースも決して珍しくなくなりました。

日本の化粧の歴史は古く、日本書紀には六九二年に元興寺の僧が中国の文献を参考に「鉛白粉」を作り、女帝である持統天皇に喜ばれたとあります。

平安時代の初期から中期にかけては、眉のそり落としやお歯黒の習慣が生まれましたが、このころには、化粧は身分の高い者がするものとして定着していたようです。絵巻の顔を見比べると、庶民の顔がそのままなのに対し、身分の高い公家の人々は白っぽく化粧をしているのがわかります。また、当初は女性だけのものだったのが、次第に男性がそれを真似たとの説もあるようです。

武士のなかには、身分の高さを強調するため、化粧をして戦場に臨んだ者もありました。

平敦盛（一一六九年〜一一八四年）は、一の谷の戦いで首をはねられますが、そのとき顔には薄化粧をし、眉を描き、お歯黒をしていたといわれます。また、平忠度《ただのり》（一一四四年〜一一八四年）も、化粧をしていたために平家の武士であることが敵にわかったそうです。

源氏は、公家社会にあこがれた平家とは正反対の路線を取ったために、男性が化粧をする習慣は一時すたれます。しかし、戦国時代に入ると、武士のなかには再び化粧をする者が出てきました。

これは、首を取られたとき、少しでも身分が上であることを示すため化粧をしたのだという説と、戦いに臨む際に自分を奮い立たせる効果を期待したのだという考えがあります。事実、相手武将の首を取った者には褒美として禄や領地などが与えられましたが、化粧をした首のほうが高く評価されたといわれます。

今でも、化粧は精神的高揚をもたらす意味があります。化粧は心の緊張を適度に高め、自信を持つことにつながるのです。

戦う武士たちの鎧や兜と同様の効用が、化粧にはあるのだと思います。

お歯黒はたしなみのひとつ

少し前の時代劇では、中高年女性のほとんどがお歯黒をしていた姿を見ることができました。明治時代までその習慣は残っていたようで、実際に百歳前後の女性がお歯黒をしているのを見たことがあります。三世紀の古墳からはお歯黒をした埴輪が発見されており、おそらく化粧より古い歴史を持つのではないかと考えられています。

お歯黒に使う染料は、時代によって変化し、平安中期までは山ブドウやモモなどの果物や草木から採っていましたが、鎌倉時代に入ると、鉄とタンニンを材料にするようになりました。

有名なのは、鑑真によるお歯黒の製法です。鑑真は、仏教の普及に貢献した人物として知られていますが、同時に中国から生薬の処方を伝えたり、岡山の香登《かがと》にお歯黒の作り方を伝授しました。もともとお歯黒は週に一、二回、定期的に塗りなおさねばならないのですが、鑑真のお歯黒は、五倍子粉《ふしこ》を主成分としたもので、従来のものよりもちがよく、色がきれいで匂いも気にならない優れものとして、ずいぶん人気があったのです。

お歯黒の意味としては、成人であることや結婚した印であっただろうといわれています。平安時代から室町時代にかけては、早いうちは十三歳ごろから、遅くても十七歳までにお歯黒をすませていたと思われます。元禄時代には、十一月十五日が「歯黒染めの日」として設定されていました。

今川義元（一五一九年〜一五六〇年）は、僧侶出身の武将ですが、肥満なうえに、短足のために馬にも乗れず、顔には真っ白な白粉を施し、歯は黒く染めていました。本当にそうであったかどうか真相は定かではないにしろ、一部武将の間にはお歯黒をするものがあり、豊臣秀吉もその代表でした。そのころのお歯黒は、一度仕えた大将には忠義を誓う、との意味があるという説がありますが、実際は下克上の世ですから、ひとつの儀式にすぎなかったと考えられます。

しかし、このお歯黒は虫歯予防に効果があったようで、お歯黒をした人骨に虫歯が見られない事実はよく知られています。おそらく鉄とタンニンによって歯の表面に皮膜ができ、酸から歯を守っていたのでしょう。今では、それをヒントに鉄とフッ素を主成分とした薬剤が虫歯予防として作られています。

昔の人の知恵というのはなかなか侮れないものだと痛感させられます。

香辛料で冷えに勝つ

テレビや映画で時代劇を観ると、寒い季節でもずいぶん薄着だったり、素足で板の間を歩いていたりする場面があります。冷え性の私としては、いかにも寒そうな様子に思わず手足が冷え冷えとしてきます。あまりに自然環境が異なっており、すぐさま現代と比較するのは禁物ですが、昔も確かに「冷え性」は存在していたようです。でもストーブもこたつもない時代、どうやって寒さをしのいだのでしょうか？

ひとつには香辛料の活用があります。これも民間療法の域を出ないのですが、寒さだけでなく熱いときでも胡椒を口に含むのがいいとされていたり、唐辛子を全身に塗ると冷え性が治るといわれたりしていました。これらは一部、今でも受け継がれています。たとえば、唐辛子には発汗を促し、体を温める作用があることはよく知られています。冬に食べる鍋でも、スープが唐辛子味だと体全体がよりポカポカしてくるのを感じるでしょう。

そもそも冷え性は、とくに女性にとってはつらい症状です。外気が冷たいと、脳や内臓は必要な熱を確保しようと働きます。そのため、手足の毛細血管を収縮させ、熱や栄養を運ぶ血流が悪くなり、手足が冷えるのです。血流不足が起こっているため、冷え性がある人は、肩こりや関節痛などを訴える傾向も強くなります。女性は、血液の循環を司るポンプの役目を持つ心臓や筋肉の働きが男性に比べて弱いので、それも女性の冷え性が多い要因になっています。もともと男性に比べ、筋肉量が少なく体脂肪率の多い女性は熱の産生量が少ないのです。

冷え性の根本的な解決策は、やはり食事にあります。唐辛子やにんにく、ねぎなど新陳代謝を活発化させ、体が温まる食材を積極的に食べることから始めましょう。

庶民を愛し、先見の明を評価された佐々成政（一五三六年～一五八八年）でしたが、信長の死後その運命は大きく変化していきます。秀吉を討つため、家康に協力を求めるべく雪深い立山連峰を越え、何と富山から岡崎までの距離を制覇してしまいます。有名な「さらさら越え」です。結果的には家康に拒絶されてしまうものの、あの豪雪のなか、ろくな装備もなく一か月かけての強行は歴史に残る快挙です。ひょっとしたら寒さに対抗するために、全身に唐辛子を塗って臨んだのではないか、そんな様子が目に浮かびます。

「遊び」であり「鍛錬」であった相撲

戦は、生きるか死ぬかの正念場、まさしく緊張の連続です。どんな地位の者も命を落とす可能性は等しくあり、仕事とはいえ想像を絶する魔のひとときであったことでしょう。とはいえ、常に敵と向かい合っていたわけではなく、とくに長期に及ぶ合戦のときには、何らかの娯楽、息抜きが必要でした。武士たちが楽しんだレクリエーションのひとつに、「相撲」があります。

相撲は、日本の国技としてよく知られていますが、似たようなスポーツは世界中にあったようです。たとえば、二千五百年前のエジプトには、裸で取り組みをしているふたりの男を描いた壁画が残っていますし、同じころ、インドでは釈迦がまだ若いとき、対する相手を相撲で倒し、美しい女性の心を獲得したとの記述が残っています。

また、千五百年前の中国東北部にある壁画にも、裸の人間が相撲をしている様子が見てとれます。相撲を「廻しを締めた裸の人間ふたりが、素手で勝負を争い、先に土がついた方が負け」とすれば、しきたりはともかく、各国における身近なスポーツには違いありません。相撲のスタイルが紆余曲折を経て、ヨーロッパではレスリングとボクシングに、中国では拳法に姿を変えたという説もあるくらいです。相撲は日本の国技にとどまらず、世界中にある格闘技の前身だったのです。

日本だけを見てみると、古事記や日本書紀に登場する神話伝承の時代から相撲は存在しており、千三百年前には、百済の使者をもてなすために相撲が披露されたとのことです。そのころは、単なるスポーツや遊びというより、豊作を祈願する祭りや祈祷などのときに行われる神聖な行事だったようです。

武士が台頭し始めると、相撲は力や技を競い合うために行われるようになり、有名なところでは織田信長が安土城で大相撲大会を開催し、これがまた大変な賑わいであったと伝えられています。

プロの力士らは、力を最大限発揮するために体重を増やすのが仕事で、あまり健康的ではない体型をしています。が、身近なスポーツとしてみれば、全身の筋力を使うほか、瞬発力や判断力、柔軟性を求められることから、子どもたちの体力づくりにはもってこいのスポーツです。また、土に直接触れることから得られる爽快感や開放感も味わうことができます。

戦国時代の武士たちにとっての相撲は、あいた時間をつぶすためとはいえ、体がなまらないようあえて励んだ「遊び」であり、また「鍛錬」でもあったようです。

武士に嫌われた「おから」

今や豆腐は、ヘルシー食材の代表格です。ジャンクフードばかりで食文化などないに等しいアメリカでは、豆腐こそが健康食、またはダイエット食品の代名詞になっているほどです。豆腐は、大豆が原料ですから優秀な食材には違いありません。しかも食べやすく、見かけも上品です。

では、「おから」はどうでしょう。おからも健康にいいと聞いてはいるものの、一般的にはあまり重宝されてはいません。たぶん、大豆のしぼりカスといったイメージが強いのではないでしょうか。おからだけではなく、油あげもいわば豆腐の「親戚」なのですが、どうも豆腐こそが大豆の加工産物の「王道」といった位置づけにあるようです。

確かにおからは、簡単にいえば大豆をペースト状にし、煮立てた上でしぼった残留物です。しょうゆなどで少し味付けすれば食べられますが、もともとパサパサした素っ気ない味。むしろ、大豆のしぼり汁にこそサポニンという優れものが含まれているのです。サポニンは、石鹸同様に油を落とす効用があり、汚れた皮脂を洗ってくれるため洗顔にはぴったりといわれ、立派な美容グッズとして活用されています。

おからは、「卯の花」とか「きらず」と呼ばれることもありますが、この何気ない名称が、思わぬところで使われていました。

それは、いわゆる武士の「切腹」です。周知のとおり、切腹は武士のたしなみであり、生き様、死に様でもありました。自分が信じて仕えた主人が死ねば、後を追ってみずから死を選んだ武士も珍しくはなかった時代です。人々はそれを「殉死」と呼び、その行為を讃えたものでした。

ところがなかには、さまざまな理由で死にきれない者もありました。ある武士は、殉死を遂行しなかったために、屋敷の門におからを撒かれたといわれています。切腹できない、つまり「きらず」であると馬鹿にされたわけです。

へたな健康食品を買うより、百グラムのおからを毎日食べるほうがずっといいともいわれますが、一方でこんな不名誉な代名詞でもあったとは、少々意外でした。何となくおからが食卓の主役になりきれない要因は、もしかしたらこんなところにあるのかもしれません。

虎の肉は強者の証

野心のある人間は、権力を手に入れたあと、多くが不老長寿を夢見ます。永遠に年をとらず、死ぬことがないという状態……。いったいそれがどれほど幸せかはわかりませんが、そのための妙薬を求めて日本国中、あるいは世界中を渡り歩くことは決して珍しくありません。

日本の平均寿命の長いことはよく知られています。つい先日も、最新の統計情報がマスコミを通じて流れ、前回よりさらに寿命を延ばしたことがわかりました。なんと、女性が八六・四歳、男性が七九・六歳と両者とも過去最高だそうです。八十歳まで生存する人は、男性の五四・二パーセント、女性の七五・九パーセントを占めるといわれ、とくに女性の長寿は世界一、新記録を更新しつづけています（二〇一〇年厚生労働省発表）。

日本の長寿の要因は、衛生環境のよさと食事にあるといわれます。ことさら妙薬を求めなくても、バランスのよい和食中心の食事こそが長寿を支えているといえるでしょう。

しかし、ただ長寿ということと「不老」とは違います。日本は高齢化率が二一パーセントの超高齢社会であり、そう言い換えると長寿であることは必ずしも喜ばしくない印象になってしまいます。

不老長寿の妙薬といっても、具体的に何を指すのかピンときませんが、戦国時代の特効薬は「虎の肉」でした。

虎の肉の何がいいのか、というよりも、普通ではなかなか手に入らない食べ物や飲み物であることが重要なのです。珍しいものを口にすることがイコール妙薬であったというわけです。

また、虎の肉は不老長寿というより、精力増進にいいといわれ、実際秀吉は朝鮮半島で加藤清正によって仕留められた虎の肉と脳みそを食したと伝えられています。秀吉の女好きは有名ですから、案外虎の肉が効力を発していたのかもしれません。

中国の雲南省には「ラフ族」という少数民族がいます。ラフは、虎の肉を煮て食べるとか、虎のように強いといった意味があります。虎が不老長寿に効ありといわれたのも、その力強さから生まれるイメージによるものだったのでしょう。

人生とストレス

健康にまつわる関心事のひとつに「ストレス」があります。検査がお得意の現代医療で、ストレスほどやっかいなものはないかもしれません。なぜなら、あらゆる病気の発症に深く関与しながら、どうがんばっても客観的な数値で表すことができないものだからです。何より、ストレスをどう受け止めるかが人によって違うのですから、統計学を中心に健康問題に対処しようという時代には、極めて個人的な指標であるストレスの影響を知ることは、なかなか困難だといわざるを得ません。

さて、あらゆる病気とストレスは深い関係にありますが、なかでももっとも如実にストレス原因説が支持される病気に「過労死」があります。過労死は医学用語ではなく、社会的定義のひとつとして知られており、「過労により人間の生体のリズムが破壊されて生命維持の機能が破綻をきたした生命状態」と定義されます。危機的な生命状態が持続した結果、突然死にいたる病気ですが、その根底に「働きすぎ」を意味する過労が存在することが特徴です。

戦国時代にも、今でいう過労死で命を落とした武将がいました。筒井順慶（一五四九年〜一五八四年）という人がそうです。もともと胃潰瘍があり、ときに強い痛みに襲われるほどだったのですが、息つく暇もないほどの出陣がたたり、結果的に三十五歳という若さで亡くなってしまいます。過労死の医学的病名は、脳梗塞や心筋梗塞などの発作性疾患ですが、筒井順慶は持病があるうえにストレスが高じて突然死したものと思われます。

順慶は、明智光秀に仕えたと思ったら、戦況を見据えながら突如秀吉のもとへ走ったことから、日和見的な武士と評価されることが多いようです。現代でも、派閥争いがあるような会社では、どの上司につくかで出世を左右されることはいくらでもあり、常に強い者の側にいることが処世術のひとつとなっているのです。

そう考えれば、順慶は決して非難されるばかりでなく、むしろ真面目だからこそ迷いに迷い、休みなく戦に出ていったという見方もあります。いずれにしろ、どんなに優秀な人間も若くして死んでしまっては何にもなりません。ストレスは溜めないように心がけるより、うまく発散する方法を考えましょう。

他人の評価を気にせず、時には思い切ったストレス解消をすることこそがいちばんいい健康法なのかもしれません。

噛む回数は健康のバロメーター

小さいころ、食べ物はよく噛んで食べなさいといわれた人は、けっこういるのではないでしょうか。大人のいうことはうるさかったけれど、しぶしぶいつもより意識してよく噛むと、確かに白いご飯はそれだけで美味しい味がしたものです。

もともと日本人の顔はモンゴル系で、四角くあごが張ったような顔が多かったのですが、最近の若い人々はいわゆるしょうゆ顔といい、細面で目鼻立ちがほっそりし、なんとなく優しげ、かつ頼りない顔つきをしている人が多いようです。

あごもどんどん尖ったようになり、またそのほうが小顔に見え、好まれる傾向にあります。顔立ちの変化やあごの細さは、食べ物とおおいに関係があるといわれます。つまり、食べ物が欧米風になるにしたがい、柔らかい食材が増え、一生懸命噛まなくてもよくなりました。ハンバーグや焼きそば、スパゲッティにグラタンなど子どもたちや若者が好む料理はほとんどがそうで、そのため日本人のあごはどんどん細くなっていきました。

外見はともかく、食べ物を噛む、つまり咀嚼というのは、人間の健康にとって実に大切なことなのです。何度も噛む動作は、唾液や胃液の分泌を促し、脳の働きを活発にすることにつながります。すなわち、食べたものの消化吸収を促し、思考能力を高めることになるのです。脳の働きが活発になるということがどういう意味を持つのかは、はっきりと示されているわけではないのですが、少なくとも記憶力と判断力が増す事実は、マウスの実験などでわかっているようです。一方で、現代人の噛む回数が明らかに落ちているのも確かなのです。

柔らかいものより固いものを、洋風より和風の食事を、そして贅沢なものより質素な食事を摂るように心がけ、何度も噛むだけで立派な健康法が身につく、というわけです。

戦国武将のなかでも、幼少のころに苦労をした者は、食べ物をよく噛んでいたといわれます。人質生活の長かった家康しかり、貧しい生まれであった秀吉しかり、です。

誰だって、物のない生活より豊かな暮らしのほうがいいに決まっていますが、恵まれ過ぎた日々のなかで健康的な生活習慣を守るというのは、なかなか困難なことかもしれません。

ミミズやヒルも大事な栄養源

「腹が減っては戦ができぬ」と今でもよく耳にします。あまりに満腹でもかえって動作が鈍りますが、出陣前はしっかりと気合が入る程度に、お腹は満たされていたいものです。

しかし、大将はともかく、名もない兵士たちが腹いっぱいになるまで食事を摂ることは難しい時代でした。栄養云々以前に、食材そのものが乏しかったのです。

戦に勝ったときのお祝い行事として、武士たちは「汁講」という宴会を開きました。味噌をベースにした鍋に、野菜や魚や肉を入れ煮たものを皆で食べるイベントで、戦国時代のひとつの習慣であり、娯楽でもあったようです。ところが、鍋に入れるものは、今とはかなり違っていました。

たとえば、ミミズ、蛇、カエル、ネズミまで、手にとるものを片っ端から鍋で煮込んでいたのです。気持ち悪い話ではありますが、時代が違うので仕方ありません。日本人は世界一のゲテモノ食いといわれ、今でも昆虫や爬虫類を素材にした佃煮などが二十種類以上存在するようですから、決して考えられない話ではないのです。

とくにミミズはこの時代重宝され、汁講の際にも鍋の材料となったほか、塩辛にして食べたといわれます。今では食べることはないため、ミミズに関する栄養学的記述はほとんど見かけませんが、この時代には貴重な栄養分だったのかもしれません。

私たちが日頃嫌っている微生物や動物にも思わぬ効用が隠れていることがあるものですが、「ヒル」もそのひとつで、ヒルに噛ませたり血を吸わせたりすることが、「瀉血《しゃけつ》」として注目されています。ヒルにより、「関節痛が治った」「血圧が下がった」との報告があるのです。

もともとヨーロッパでは、古くからこの瀉血と浣腸が健康法として人気がありましたが、とくに瀉血はC型肝炎の治療の一環としても行われています。また、瀉血という行為より、ヒルそのものに大きな「秘密」があるのでないか、とりわけヒルの唾液に、血流をサラサラにする、すなわち脳・循環器系の病気を予防する効果があるともいわれ、研究が進んでいます。

気持ち悪いと思うのは人間の勝手で、昔から人間と共存している生き物には、私たちの思いもよらない健康エキスがたくさん隠されているのかもしれません。

菜めしで長生き

オランダのアムステルダムには、アンネ・フランクの隠れ家があります。ナチスの目を逃れ一家四人でひっそりと暮らした部屋がそのまま残されており、毎日たくさんの観光客が訪れています。当時の様子をアンネは日々書き綴っていましたが、ただひとり生き残った父親の手によって戦後出版されたのが、あの有名な「アンネの日記」です。

「アンネの日記」ほど知られてはいないにしろ、同じ年頃の少女の経験をもとに編まれた戦国時代の史書に「おあむ物語」があります。おあむは、石田三成に仕える山田去歴という人の娘で、関が原の合戦で大垣城に籠城したことがあり、物語はのちに孫にせがまれて当時の様子を語ったという内容で構成されています。このなかに登場するのが「菜めし」。通常は朝と夜だけの食事で、それも質素な雑炊のみでしたが、兄が鉄砲を持って山へ行くときには菜めしの弁当を持たせたので、そのときにはおあむも菜めしを口にすることができ、それがとても嬉しかったとあります。

菜めしの菜とは、だいこんやカブの青葉のこと、細かく刻んで塩もみをし、それを雑炊に入れてさっと煮立てます。簡単ですが、水気ばかりのただの雑炊に比べると段違いのご馳走だったのでしょう。

戦国武将のなかで、健康を意識した食生活ができるのは相当の地位にある者だけだったと思われます。ほとんどの人は、たとえ武士であっても粗食に耐え、めったなことでは菜めしも肉や魚も口にすることはできなかったようです。そんななかにあって、菜めしはビタミン源であり、とくに籠城の際には食卓に彩りを添える食材として重宝がられていました。このような貧しい食生活でも、おあむは八十歳以上まで生き延びたというから驚きです。

おあむの仕事は、鉄砲の玉を作り、敵方の首を洗い身分の高い武士に見えるようお歯黒を施すことでした。最初は気味悪く思ったものの次第に慣れ、生首に囲まれて眠ることも珍しくなりました。また、十三歳のときからずっと同じ着物を着ていたために、十七歳のころには脛が見えるほどになり、せめて脛が隠れる長さの服が欲しいと思ったそうです。「おあむ物語」は戦国時代の凄まじさを伝えるとともに、切ない女ごころが胸に迫る貴重な読み物として知られています。

おわりに

本来、健康は医学だけで語れるものではないと思っています。健康を「生と死」に置き換えてみれば、そこに求められるものは、哲学だったり法律だったり心理学や経済学だったり、のはずです。

ところが現実はそうなっていません。新しい技術や機器、生存率や寿命などという、目に見える結果や業績ばかりが優先される傾向にあります。医学の進歩を否定するわけではないのですが、光に必ず影があるように、そこに置き去りにされてしまう人々が少なからず存在していることに、もっと目を向けてもいいように思います。

フランスの社会学者、デュルケームは、「戦争は、自殺の増加に抑制作用をもたらす」と述べています。実際日本でも、一九三六年から一九四三年にかけて大幅に自殺者が減少しています。その後統計が不明瞭な時期を経て、一九四七年から急激に増え始め、自殺の第一次ブームと呼ばれる時期を迎えます。景気のいいときには自殺者は約三〇パーセント減少しますが、その終焉とともに自殺者が増加するという波を繰り返し、現在は第三次ブームの時代といわれているのです。

厚生労働省は「健康日本二十一」のなかで、「こころの健康」という項目をつくり、自殺者数を現状の数字から二万二千人に減らすことを目標にあげています。数値目標というのはわかりやすいとはいいえ、個人のメンタル面の事情だけではそれが不可能なことは、すでに明白ではないでしょうか。

健康を語るとき、「歴史」も見過ごすことができません。

なぜヒトは二足歩行を始めたのか。

なぜ縄文時代の人々に虫歯が多かったのか。

なぜ「ひのえうま」伝説は語り継がれ、出生率減少をもたらすのか。

……膨大な「なぜ」は依然としてそこにありながら、いずれも明確な「答え」を出せないでいます。

二足歩行でなければ、これほど長寿社会でなかったら、人々は腰痛や関節痛に悩むことはなかったかもしれません。

他の時代に比べて縄文人の虫歯の多さの要因を絞ることができなければ、歯周病の根本的な解決にはならないでしょう。

いまだに「ひのえうま」伝説によって出生率や中絶率が左右される背景を探らなければ、こどもを生む女性を支える社会は構築できないように思います。

少子高齢化という言葉は耳慣れても、昭和二十二年に寿命が五十歳に達して以後、これほど急激に寿命が延びたのはいったいなぜなのでしょう。ここにも大きな「なぜ」が存在しているのです。

私自身、医療の現場に長く身を置きながら、たくさんの疑問や違和感を払拭したく、その答えを歴史に求めるようになりました。そのひとつの結果として、この『戦国武将の健康術』があるのだと思います。

この時代になると、武将たちが患った病も健康法もずいぶん身近に感じられます。病を通して、近くて遠い歴史に生きた果敢な人々に親近感さえ覚えてしまいます。とくに今回、武将たちの「辞世の句」と伝えられているものを紹介しましたが、何より死のとらえ方や受けとめ方に学ぶものが多いように思えてなりません。

それは、私自身が二〇〇八年から二〇〇九年にかけて、二度のがんを経験したことが大きいのでしょう。医療の専門家としてではなく、自分のこととして病と死がすぐ目の前に迫ったとき、私が心のよりどころとしたのは医療の技術もさることながら、主治医やナースたちのさり気ない言葉だったり、家族や親しい人々の支えだったり、あるいは神や仏の存在でした。

今こうして生きながらえ、また新たにこの本を世に送り出せることはとても不思議なようで、また有難くも思います。一方で、私より後に病を得たにもかかわらず、あっという間に命を亡くした人々をみるにつけ、人生の虚しさや運命の非情に胸をえぐられるような気持ちでいっぱいです。おのずと身の周りのすべての事象に感謝をし、いつかは必ず死ぬのだという強い覚悟が育まれるようになりました。

武将たちの言葉を借りていえば、「この世に客に来た身として」「重荷を背負いつつ」「贅沢は申さじ」といったところでしょうか。

健康は貴重です。元気で毎日を過ごせることは気持ちのよいことです。でももっと大切なのは、自分の命が限りあるのだと知ったときの「あり様」です。死をみつめつつ語る、健康や命への感謝の姿勢なのだと思います。

人生は短く、「夢のようなもの」。だからこそ納得のいく瞬間をなるべくたくさん積み上げて、いつの日にか心穏やかに最期のときを迎えたいものだと思っています。

この本を手に取ってくださり、ありがとうございます。

また、これまで、そしてこれからも私の支えとなるすべての方々に心からお礼申し上げます。

資料編

図1．日本人の寿命の延び

● 黒木登志夫著
「健康・老化・寿命」（中公新書）より作成

時代区分	平均寿命（歳）	
縄文時代	14	
室町時代	24	
江戸時代	35～41	
明治時代	（男）42.8	（女）44.3
戦後（昭和22年）	50.1	54.0
平成（平成15年）	78.6	85.6

※多産多子の時代には女性や乳児の死亡が多発。日本の平均寿命が50歳代に達したのは昭和22年です。

図2．死因別死亡率〔2009年〕

● 死亡総数1,141,920人の内訳
（厚生労働省 人口動態統計より作成）

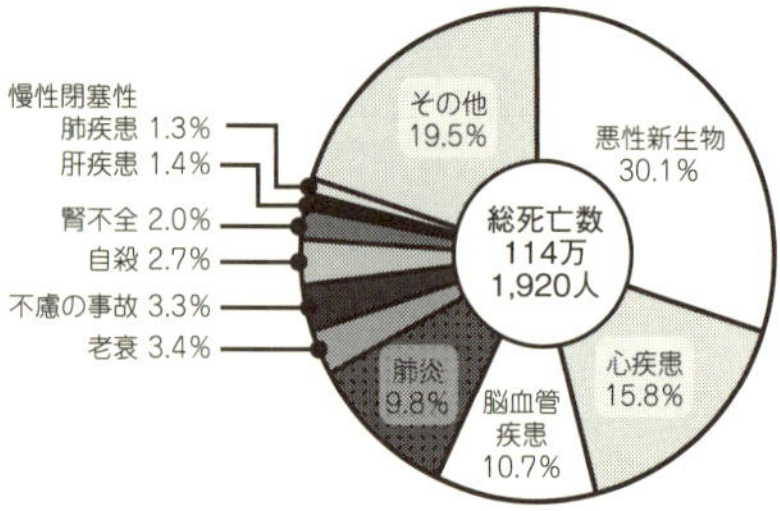

※悪性新生物など生活習慣病が60%近くを占めています。

図3．玄米と白米の栄養成分比較

● 科学技術庁資源調査会
「五訂日本食品標準成分表」より作成

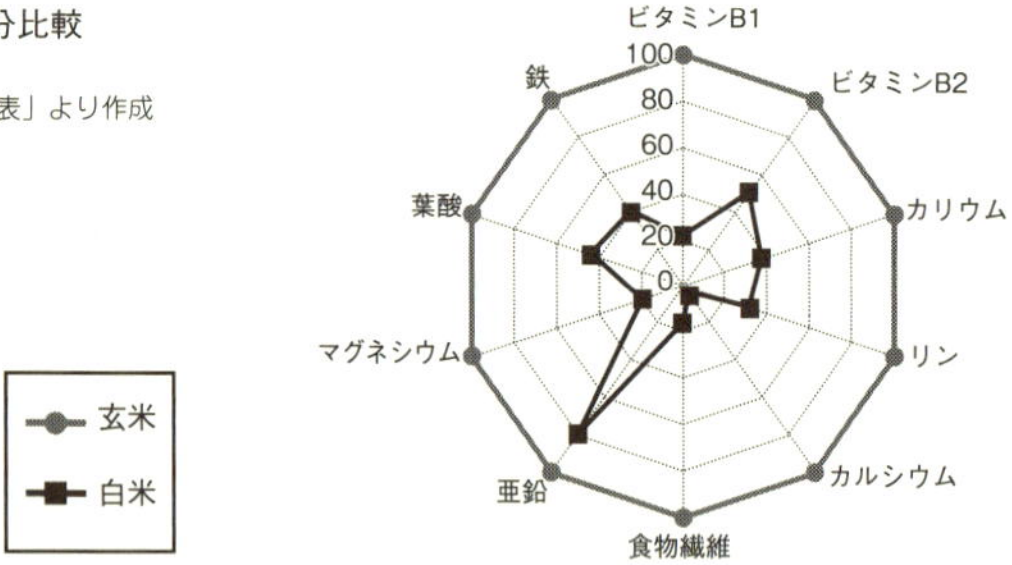

※精米することによってほとんどすべての栄養分、とくにビタミンやミネラルが激減。ビタミンB１不足が脚気の原因とされ、白米が庶民にも普及する元禄時代以降、国民は脚気に悩まされます。

図4．カツオに含まれる主な栄養と効用

● 吉田企世子, 松田早苗監修『あたらしい栄養学』（高橋書店）より

ビタミンB群	ビタミンD	タウリン	DHA	EPA
疲労回復	カルシウムの吸収を高める	コレステロールの調整と肝臓機能のサポート	脳の働きを活性化	動脈硬化予防

※ビタミンDとビタミンB12の含有量は魚の中でもトップクラス

図5．メタボリック・シンドロームとは

●2005年日本肥満学会による基準

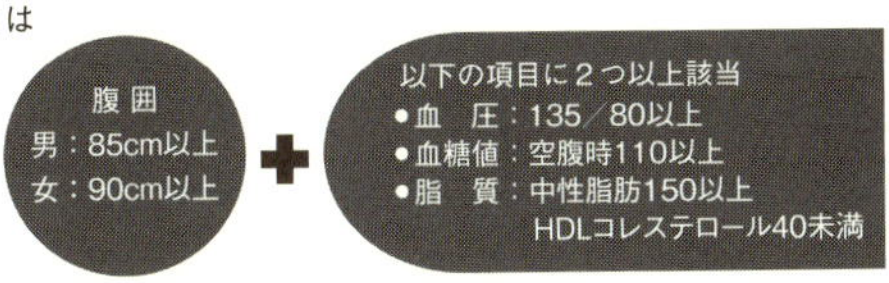

※ずばり！内臓脂肪型肥満のこと。診断基準は上図のとおり。放っておくと、動脈硬化が進み、血栓をつくりやすい血管になり、心筋梗塞など血管障害の病気になる可能性大です。

図6　日本の脳血管障害の内訳

● 国立がんセンター・国立循環病センター編
『三大疾病の教科書』（三省堂）より

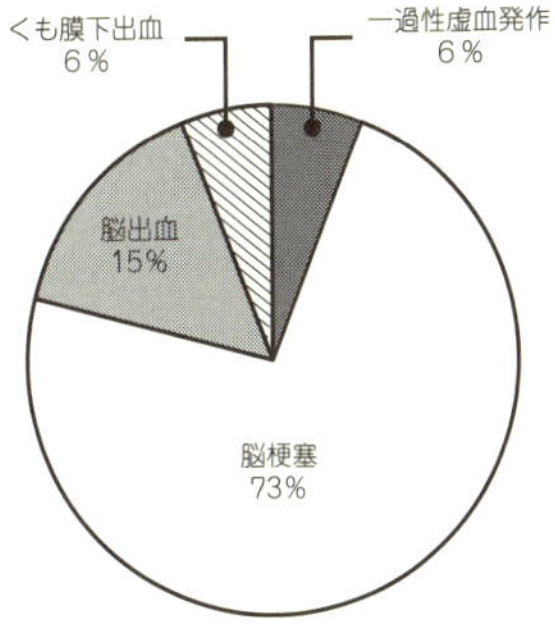

※戦前は、栄養不良により脳出血が多かったのに比べ、戦後は栄養過多による脳梗塞が圧倒的に多くなっています。

図7．運動別消費カロリー

● 厚生労働省：
第３回運動指針小委員会
資料より作成

順位	運動名	消費カロリー 男性／kcal	消費カロリー 女性／kcal
１位	水泳（クロール）	1337	1039
２位	水泳（平泳ぎ）	700	544
３位	ジョギング	605	470
４位	サッカー	509	396
５位	バスケットボール	509	396

※上位ふたつを水泳が占め、しかもクロールの消費カロリーは格別高いです。

図8．鉄分の多い食材ベスト５

● 科学技術庁資源調査会
「五訂日本食品標準成分表」より作成

食 材	鉄分含有量
豚肉レバー	13.0mg
鶏肉レバー	9.0mg
レバーペースト	7.7mg
パセリ	7.5mg
はまぐりの佃煮	7.2mg

※このほか、「豆味噌」「ほや」「いわしの丸干し」「しじみ」などもおすすめです。

図9．ＢＭＩの基準

・ＢＭＩの算出法　**体重（Kg）÷身長（m）÷身長（m）**

・ＢＭＩから算出する標準　**身長（m）×身長（m）×22.0**

ＢＭＩ値	
18.5未満	やせ
18.5以上25.0未満	普通（標準）
25.0以上	肥満

体脂肪率の目標値	
男性	25％未満
女性	30％未満

図10．塩分の多い食事

● 科学技術庁資源調査会
「五訂日本食品標準成分表」
より作成

外食・インスタントのメニュー	塩分含有量	外食・インスタントのメニュー	塩分含有量
ラーメン	6.7g	生姜焼き弁当	3.2g
きつねうどん	5.8g	てんぷらそば	2.8g
やきそば	5.6g	チャーハン	2.6g
幕の内弁当	5.4g	カレーライス	2.6g
カップヌードル・チキンラーメン	5.1g	ダブルチーズバーガー	2.3g

図11．食物繊維の多い食品

● 安田和人監修
『栄養の基本がよくわかる本』より

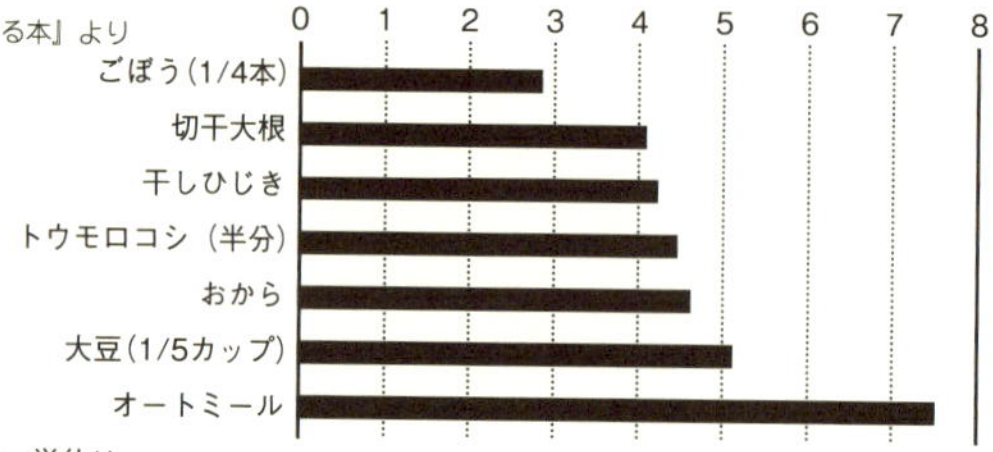

※一食中に含まれる量、単位はmg。

図12．増えている前立腺がん・日本男子の臓器別がん発症数の推移

● 日本のがん罹患の将来推計
『がん・統計白書—罹患／死亡／予後 —2004』より

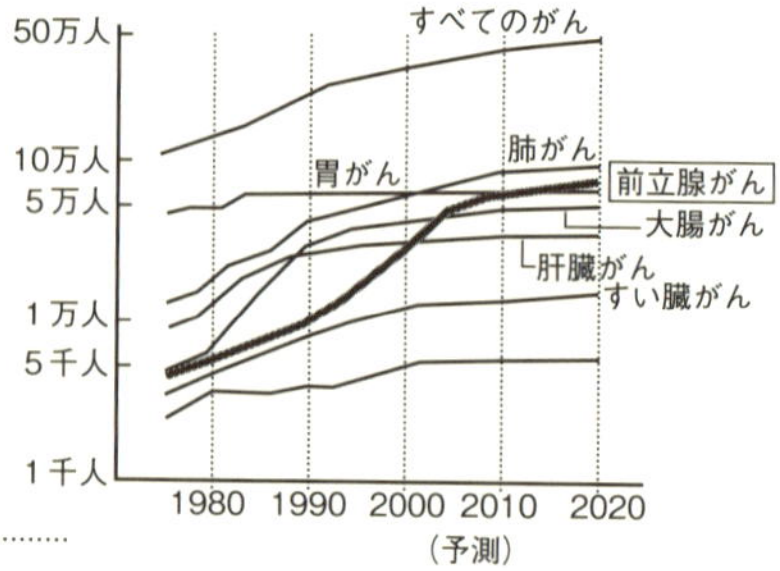

図13. 味噌の効用

● みそ健康づくり委員会のサイトを参考に作成

成分	栄養素	効用
大豆	たんぱく質 サポニン イソフラボン レシチン コリン 食物繊維	コレステロール低下 抗酸化作用 乳がん予防 動脈硬化の予防 老化防止 大腸がんの予防 高血圧の予防
麹菌など 細菌	ビタミンB群	抗酸化作用 造血作用 消化吸収作用

図14. 統合医療とは…。

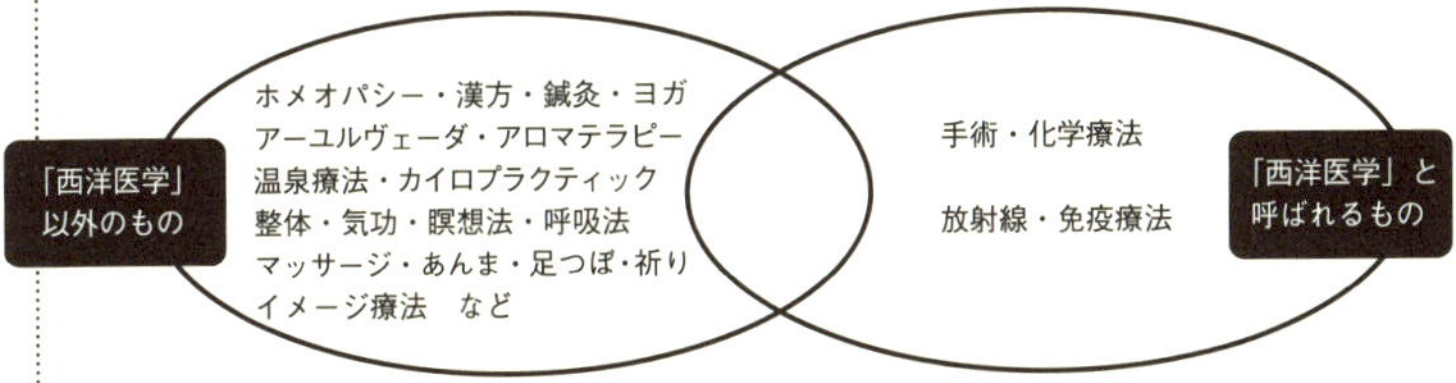

※患者の病状に合わせて両者を組み合わせながら治療や健康増進をめざすことを「統合医療」あるいは「補完代替医療」といいます。

図15. 日本人の動物性食品摂取量の推移

● 1人当たりの一日の摂取量：平成16年国民健康・栄養調査より作成

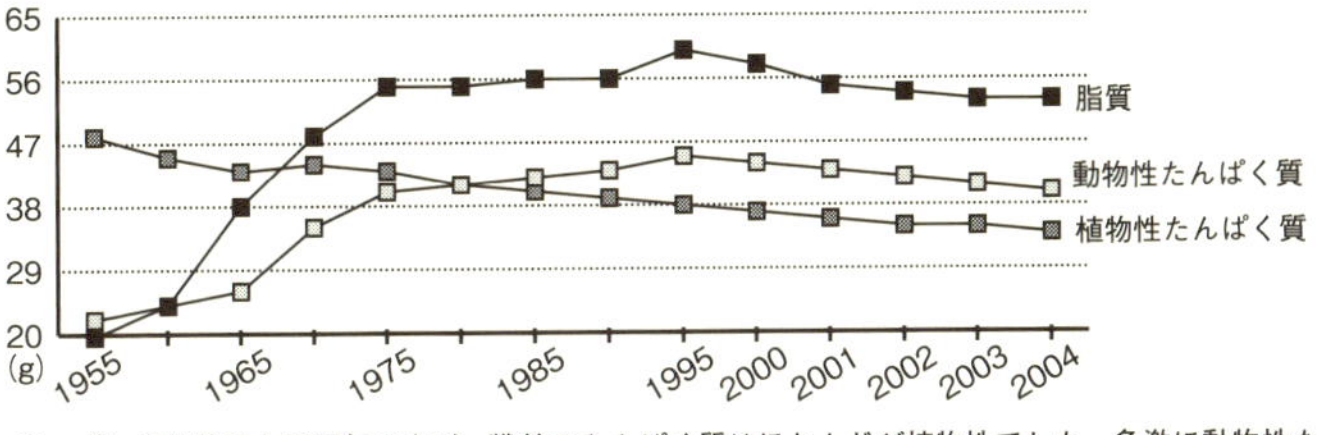

※いずれの栄養素も不可欠ですが、戦前のたんぱく質はほとんどが植物性でした。急激に動物性たんぱく質と脂質が増え、バランスが悪くなっています。

図16. 魚介類に含まれるタウリン

（可食部100gあたり）

● 吉田企世子, 松田早苗監修『あたらしい栄養学』（高橋書店）より

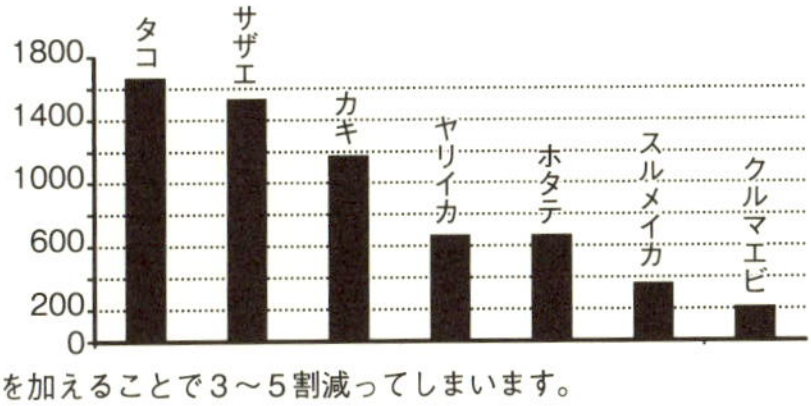

※生の食品に含まれるタウリンは熱を加えることで3～5割減ってしまいます。

主な参考文献

安西篤子、新田次郎他著『上杉謙信　信と義に生きる孤高を貫いた戦の歴史と人間学シリーズ』プレジデント社
赤瀬川原平監修『辞世のことば』講談社
江原絢子、石川尚子、東四柳祥子著『日本食物史』吉川弘文館
岡谷繁実著『定本名将言行録』人物往来社
小和田哲男著『史伝　武田信玄』学研M文庫
小和田哲男著『名場面でわかる日本の歴史』知的生き方文庫
小和田哲男著『日本の歴史・合戦おもしろ話』三笠書房
小和田哲男著『山内一豊』PHP文庫
川口素生著『戦国時代なるほど事典』PHP文庫
桑田忠親著『太閤の手紙』講談社学術文庫
桑田忠親著『戦国武将の生活』角川選書
酒井シヅ著『病が語る日本史』講談社
酒井シヅ著『疫病の時代』大修館書店
酒井シヅ著『絵で読む江戸の病と養生』講談社
桜田晋也著『明智光秀』学陽書房
笹本正治著『戦国大名の日常生活』講談社選書
篠田達明著『徳川将軍家十五代のカルテ』新潮選書
篠田達明著『病気が変えた日本の歴史』NHK出版
篠田達明著『戦国武将の死生観』新潮選書
鈴木昶著『江戸の医療風俗事典』東京堂出版
武光誠著『食の変遷から日本の歴史を読む方法』川出夢新書
立川昭二著『病と人間の文化史』新潮選書

津本陽著『本能寺の変』講談社
道満三郎著『戦国武将学入門』角川書店
童門冬二著『戦国武将の危機管理学』日経ビジネス人文庫
童門冬二著『戦国武将の宣伝術—名将の隠されたコミュニケーション戦略』宣伝会議
童門冬二著『武田信玄—危機克服の名将』学陽書房
童門冬二著『戦国武将に学ぶ生活術』産能大学出版部
戸部新十郎著『忍者と忍術』中公文庫
中島陽一郎『病気日本史』雄山閣
中西進著『辞世の言葉』中公新書
奈良本辰也監修『戦国武将おもしろ事典』三笠書房
奈良本辰也監修『戦国武将ものしり事典』三笠書房
二木謙一著監修『戦国武将　群雄ビジュアル百科』ポプラ社
原三正著『お歯黒の研究』人間の科学社
逸見英夫著『TWO　BIRDS　冬』宮城県成人病予防協会
松本かつひこ編『今日の医療用漢方製剤—理論と解説』メディカルユーコン
宮本義正編『赤米に魅せられて』窓映社
宮本義己著『歴史をつくった人びとの健康法—生涯現役をつらぬく』中災防新書
吉見国子著『日野富子のすべて』新人物往来社
ルイス・フロイス、松田毅一他訳『日本史』中央公論社
脇田晴子著『中性に生きる女たち』岩波新書
脇田晴子著『戦国大名　大系日本の歴史⑦』小学館ライブラリー
別冊歴史読本「戦国の魁　早雲と北条一族」新人物往来社
別冊歴史読本「早雲と北条一族—北条五代百年の工房の軌跡」新人物往来社
別冊歴史読本「山内一豊　土佐二十万石への道」新人物往来社
別冊歴史読本「石田三成　復権　四〇〇年目の真実」新人物往来社

別冊歴史読本「直江兼継ガイドブック」新人物往来社
別冊歴史読本「伊賀・甲賀忍びの謎」新人物往来社
歴史群像シリーズ「豊臣秀吉―日本一の出世人」学研
歴史群像シリーズ「風雲　伊達正宗」学研
歴史の謎研究会編『ホントはどうなの？戦国武将への大質問』青春文庫
厚生統計協会『国民衛生の動向』
厚生労働省編『日本人の食事摂取基準二〇一〇年版』
池田一夫、伊藤弘一著『日本における自殺の精密分析』東京都立衛生研究所年報　五十巻　三三七―三四四（一九九九）
アンドルーワイル著　上野圭一訳『医食同源』角川書店
大塚滋著『食の文化史』中央公論新社
小川鼎三著『医学の歴史』中公新書
長坂健二郎著『日本の医療制度　その病理と処方箋』東洋経済新報社
恒川洋著『がん治療に？を感じた時に読む本』ライフ企画
日野原重明総監修『治す・防ぐ・若返る健康医学事典』講談社
福井次夫総監修『生活習慣病がわかる本』学研
福田眞人著『結核という文化』中公新書
復本一郎監修『俳句の魚菜図鑑』柏書房
安田和人監修『栄養の基本がよくわかる事典』西東社
吉田企世子、松田早苗監修『あたらしい栄養学』高橋書店

本書は二〇〇六年刊行の『健康力　戦国武将に学ぶ』に大幅加筆したものです。

また、石田三成、前田利長、大友宗麟、佐竹義宣、古田織部、直江兼続は、「わはは」（ノルバティス健康保険組合発行）、茶々、おねは、「月刊コーヨーライフ」（株式会社健康ジャーナル発行）に連載したものに加筆しました。

植田　美津恵（うえだ　みつえ）

一九五八年福岡県生まれ。

医学ジャーナリスト、医学博士。愛知医科大学医学部客員研究員。学校法人首都医校（東京）教授。浦和専門学校講師。

教壇に立つほか、医学番組の監修、テレビコメンテーター、講演など活動は幅広い。専門は、公衆衛生学、医療安全、心理学、医療制度。

社会科学修士、看護師、保健師。日本未病システム学会評議員、日本思春期学会理事、厚生労働省研究班委員、経済産業省委員会座長など。

共著に『がんのすべてがわかる本』など、監修に『この食べ合わせが怖い』など。『６人のケアマネージャーと介護保険』『健康力』『江戸健康学』など著書多数。

戦国武将の健康術

２０１１年２月13日　初版第１刷　発行
２０１５年３月７日　初版第２刷　発行

著　者　植田美津恵

発行者　ゆいぽおと
〒４６１-０００１
名古屋市東区泉一丁目15-23
電話　０５２（９５５）８０４６
ファックス　０５２（９５５）８０４７

発売元　ＫＴＣ中央出版
〒１１１-００５１
東京都台東区蔵前二丁目14-14

印刷・製本　モリモト印刷株式会社

内容に関するお問い合わせ、ご注文などは、
すべて右記ゆいぽおとまでお願いします。
乱丁、落丁本はお取り替えいたします。

ISBN978-4-87758-433-7 C0095

ゆいぽおとでは、
ふつうの人が暮らしのなかで、
少し立ち止まって考えてみたくなることを大切にします。
テーマとなるのは、たとえば、いのち、自然、こども、歴史など。
長く読み継いでいってほしいこと、
いま残さなければ時代の谷間に消えていってしまうことを、
本というかたちをとおして読者に伝えていきます。